知是派 │ 回归常识 重新想象
ZHISHIPAI COMMON SENSE & IMAGINATION

U0343903

手到病自除

【增订精华版】

常见病反射区
自愈疗法（下）

杨奕 许哿 —— 著

②

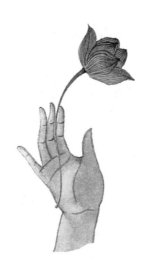

江西科学技术出版社

图书在版编目（CIP）数据

手到病自除. 2，常见病反射区自愈疗法. 下 ／ 杨奕，
许智著. — 南昌 ：江西科学技术出版社，2018.1（2022.6重印）
ISBN 978-7-5390-6121-4

Ⅰ.①手… Ⅱ.①杨… ②许… Ⅲ．①反射疗法－基
本知识 Ⅳ.①R244.1

中国版本图书馆CIP数据核字（2017）第266445号

国际互联网（Internet） 地址：http：//www.jxkjcbs.com
选题序号：ZK2017231
图书代码：B17109-106

手到病自除.2，常见病反射区自愈疗法.下 　　　　　　　　　杨奕　许智　著

出版发行	江西科学技术出版社
社　　址	南昌市蓼洲街2号附1号　邮编：330009　电话：0791-86624275
	传真：0791-86610326
经　　销	各地新华书店
印　　刷	北京世纪恒宇印刷有限公司
开　　本	700mm×980mm　1/16
印　　张	16
版　　次	2018年1月第1版　2022年6月第6次印刷
字　　数	203千字
书　　号	ISBN 978-7-5390-6121-4
定　　价	49.80元

增订版说明

  《手到病自除》系列自2009年出版发行以来，深受广大读者的喜爱，销量过百万，影响人数过千万。很多朋友说，用了书中介绍的调理方法，自己和亲朋好友的身体都出现了许多可喜的变化；更多的朋友则把这本书作为一份健康礼物送给了自己的亲朋好友，让周围的人也能从中受益。在此，我们真心感谢广大读者一直以来的信任和支持。

  书籍面世至今，很多热心读者来信来电和我们探讨书中的方法，提出困惑和建议。我们在为读者真诚解答的同时，了解到广大读者按照书中的方法，不仅调理好了失眠、哮喘、肩背痛、冠心病等常见疾病，而且在辅助调理乳腺小叶增生、乳腺癌、肺癌等重疾方面也起到了很好的效果。不少读者甚至不顾路途遥远，专程赶到天津来深入学习。这些都让我们深深感到重新增订本系列图书、推广这项健康方法的必要性。

  此次再版，我们同步修订了《手到病自除1》《手到病自除2》和《手到病自除3（图文版）》，并且将之前出版过的"儿童版手到病自除"——《福从足下生》重新做成了图文版，把作者至今出版过的4本书做了系统梳理，以帮助大家更好地理解和操作，解决读者们多年来反馈的所有问题。

  我们衷心欢迎各界有志于振兴中华医学养生的人士和广大读者积极为《手到病自除》系列图书提出宝贵意见和建议，使本系列图书臻于完善，携手为中国百姓的健康贡献绵薄之力。

目录/
Contents

第一章

善用反射区大护法，
喜乐天天住我家 / 001

听懂身体的话，
自在如来 / 031

管好"进出口公司"
——肠胃、肝胆、肾脏功能调理法 / 053

第四章

人生最贵气韵深
——心肺功能调理法 / 089

第五章

琴瑟和谐万家欢
——生殖系统疾病调理法 / 125

第六章

欲悦人，先悦己

——女性如何呵护自身健康 / 153

第七章

孩子不舒服，妈妈最心疼

——如何用反射区来保护孩子的身体 / 171

第八章

细节决定健康
——中老年人的养生之道 / 207

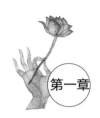

第一章

善用反射区大护法，
喜乐天天住我家

激发反射区潜能的三种神奇疗法

人生病了，其实就是身体内脏的五行生克乱套了。这时候，把身体的五行调顺，所有的病就都化解了。我教给您三个基础方法，都非常好掌握。您学会了，用心去做，就能把自己和家人的身体调理得棒棒的。

这么多年来，我一直对反射疗法锲而不舍的一个原因就是在摸了几百几千双脚后，觉得此法特别好用，非常见效。在这个千锤百炼的过程中，我发现每个反射区都像一块海绵，吸收性或者说包容性非常好，和很多外治的方法都可以结合，没有什么局限性，并且可以取得更好的作用。

我虽已近 80 岁了，但是我给自己定的计划是每年都去学一种新的疗法，学完以后用来与反射区疗法相结合，融会贯通，变成我自己的手法。我把它叫作"拿来主义"。我给自己订了八字方针：学习、综合、使用、推广。

下面我总结出几个简约的方法，您直接拿来用就行。

按、揉、推、刮——四位一体基础法

反射区不像穴位那么小，也不像经络那么长，它是一小片规则区域。例如子宫反射区就是内脚踝里侧一片梨形的区域。但也有特别的，像小脑脑干反射区就是大脚趾内侧的一个点，就比较小。

具体治疗的时候，区域比较大的，比如小腿反射区，我就用大拇指去按揉或者用手掌来推刮；面积比较小的，比如小脑脑干反射区，不太方便用手指按揉，那我就直接用手指指肚来点按。

四位一体法非常有效，也比较容易坚持下来。进行日常保健或者治疗比较轻的病时，都可以用四位一体法来做，不必太死板，怎么方便怎么来。用这个基础方法就可以感觉到反射区是不是酸痛或有疙瘩，从而可以判断其所对应的器官是不是有毛病。如果反射区有疙瘩、条索等阳性物，就用按揉或推刮的手法使阳性物变小直至消失。

按、揉、推、刮这四种手法都能起到以指代针的作用，虽然没有针灸进去，但是力度进去了，或者说治疗效果进去了，可以说是殊途同归，都达到了治病保健的目的。

不要在风箱里赶耗子——补泻一步法

有一个歇后语：风箱里的老鼠——两头受气。风箱是一个密闭的空间，在风箱里赶耗子的话，耗子往两头跑，两头都出不去，就只能来来回回地打转儿。

我用这个比喻是想说明来回搓这种手法是错误的。比如说，孩子如果便秘，那么您就用拇指在他食指的外侧，从食指根部向指尖方向推，这是泻法；如果是拉肚子呢，那就反方向推 300 下，这是补法。不管是补还是泻，都必须顺着一个方向推。

如果将致病的因素比成耗子，那么您的食指就是风箱，来回搓的话，这个致病因子就晕头转向了：到底让我去哪儿啊。

用这个方法治病，就相当于扫垃圾：从前门扫出去或者从后门扫出去都行。但要是前后门来回扫，那垃圾还是在您的房子里。就是说，要给这些毒素一个出路，不要把它逼在一个死角，总要"网开一面"。

所以，您在用"推"这个基础手法的时候，尤其要注意方向，向上向下这两个方向一个是补，一个是泻，必须单线进行。如果补泻同时进行，则属于平补平泻，也是一种调整方法，适用情况就要具体分析了。

顺化五行平衡——生克补泻法

什么是生克补泻法呢？就是根据五行生克补泻的关系，运用五行的顺化来使患处达到阴阳平衡状态的一种治疗方法。

具体方法是：（1）找到痛点，在痛点周围等距范围内，上下左右找 4 个点；（2）按上下左右的顺序，每个点用大拇指按揉，顺转 9 圈，逆转 6 圈；（3）在痛点做顺 36 圈，逆 24 圈；（4）用空拳敲击 81 下，有助于彻底疏通。

生克补泻法可以治疗身上所有的酸痛。比如，常用鼠标的人容易得鼠标手、腱鞘炎等，手臂经常酸痛。那么，找到最痛的点，在痛点周围分上下左右四点，分别按揉。这么做就先把病灶周围的环境给理顺了，达到了五行的平衡。然后在中间最痛的点用重力做，把这个孤立的山头攻下来。这样一来，病灶及其周围的地方就都被调理平衡了。

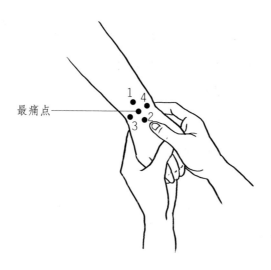

最痛点

攻克身上所有的痛点，您都可以采用生克补泻法。

　　这个方法用在崴脚等伤痛的治疗上效果更好。若是崴了脚，千万不可以热敷，否则会加重皮下出血，较好的方法是冷敷或用生克补泻法在另一只脚上做按摩，事半功倍。按摩的时候要参考左病右治、右病左治的理论，就是左脚崴伤了，按摩右脚；右脚崴伤了，按摩左脚。

身体的毛病，交给身体自己来办

　　上面所讲的三种方法都是立足于全息反射区的，全息反射区是人身上一种自然的存在，我用的方法也都是自然的疗法。不管是一般的基础手法还是补泻的方法，都强调了调理五脏六腑之间或者病灶区与周围环境之间的五行顺化，使之符合后天八卦之理。

　　人有了毛病，其实就是身体里的五行生克出现了紊乱，这时候，把身体的五行调顺了，所有的病就都化解了。但是，身体内部的五行关系必须由身体自我处理，不能借助外界的力量。我的这些方法主要是用来激活身体各个器官的五行潜能，让它们按照本来的模式运行起来，从而把不符合五行运化的因素给调理过来。这样呢，身体自然就会越来越健康了。

借助工具，事半功倍

有些人向我反映说，使用反射疗法后，自己各方面的问题都得到了有效缓解甚至根治，但血压却上去了，这是怎么回事呢？

原来，一般人在用到反射疗法的时候都是直接用大拇指做，而大拇指上的反射区对应的是人的大脑。您老用大拇指去做，容易使颅压增高，颅压一增高，血压自然也就上去了。

在使用反射疗法时，我建议大家尽量使用工具。这一方面是为了保护大脑，另一方面也是为了省力。我自己常用的是砭石，效果特别好。

砭石是古来有之的中医治疗方法之一（古代中医五大疗法：砭、针灸、汤、矫引、按摩）。关于砭石的疗效，我印象最深的是，在砭石协会召开的一次会议上，有一位82岁高龄的老人，眼睛一点都不花，看杂志都不用戴老花镜，连杂志上注释部分的小字都看得清。

一问才知道，她以前也是戴老花镜的，后来天天坚持用砭石刮眼睛的四周、眉棱骨及眼下眶，每天都刮十几分钟。慢慢地，她的眼睛越来越亮，最后把老花镜都扔了。

现在砭石调理慢性病的作用已经被广大老百姓认可和接受，也有很多人戴砭石的项链、手链等。我以石代针，把它与反射疗法相结合，也是起到了一个强强联合的作用。

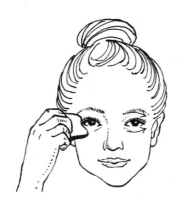

每天刮刮眼睛周围，您也可以扔掉老花镜。

　　要是您手头没有砭石，也可以用玉棍、牛角棒、木棍或磁棒来做。

　　总之，不管用什么方法，都要以自己的身体感觉舒服为宜。我们给别人恢复健康的同时，也一定要保证自己的健康。多想想怎么做才顺手，才能既好操作，又不伤身体。这也是小时候我母亲反复强调的：必须用脑子去干活，要活学活用。

拔拔罐，神清气爽少生病

拔罐可以调理整个五脏六腑，既可以用作日常保健以提高
免疫力，又可以用作疾病的根除疗法，尤其适用于慢性病
和身体比较虚弱的中老年人。

拔罐这种方法很古老，也很有效。无论是四肢、肩背部，还是内脏，只
要有毛病，拔罐都不失为一种较好的调理方法。

效果最好的当然是火罐了。您如果不会拔火罐，那就用大一点的磁罐和
气罐来拔，虽然见效慢些，但是操作方便、安全，坚持下去，同样有效。

拔罐注意事项

拔罐时，您需要注意几点：拔哪里？怎么拔？拔多长时间？什么情况适
合拔罐？

拔罐的位置

拔罐的位置，一般是在后背和腿部，哪儿疼拔哪儿。至于身体前部等一
些皮肉比较薄的地方，拔罐时间别那么长，最好是遵医嘱。

如果您肠胃不好、肾虚、哮喘、腰椎骨质增生，都可以用拔罐的方法来治。很多时候，它比吃药管用得多。

拔罐主要拔督脉和膀胱经，拔病灶所在脏腑相对应的俞穴，重点在您拔罐时颜色最深、反应最厉害的地方拔。

拔罐的方法

很多人反映，使用磁罐和真空罐时，老是掌握不好力度，不知道拔到什么程度才算合适。我的建议是，不管大罐小罐，上罐的时候最好抽气不要超过三下，当皮肉开始有点儿发紧，出现小的细纹，人稍微感觉有点不舒服时就可以了。特别是老年人，更不能抽拉得太厉害，否则留罐的时候肉拔起来太多，起罐的时候不好起，也不会有理想的疗效。

拔罐的时间

拔罐一般 7 天或者 10 天 1 次，每次 10~15 分钟。首次留罐别超过 10 分钟，适应了以后再延长至 15 分钟。

有人拔罐拔 10 分钟，甚至三五分钟就会起泡，说明脾虚得厉害。我曾经接到一个读者的电话，说她在美容院拔罐拔了 30 分钟，后背都紫了，而且起泡了。我说："第一次给您拔，30 分钟是不太恰当的，不过既然已经起泡了，那您就天天拔 30~40 分钟，把身体里的脏东西全拔出来。"

如果拔 10 分钟就起泡了，要用消过毒的针把水泡横穿刺破，这样，皮不会破，只是让水流出去。水流出去以后，撒上云南白药，然后用医用纱布和胶布固定就可以了。这就是所谓的"挑泡"不如"穿泡"好，从水泡底部用消毒后的针横着穿过，把水排出，不要挑破皮，以免加重疼痛。

我在这里特别建议大家一下，如果出水泡、流黄水了，千万别停，第二天继续拔，拔到再也不出水泡为止。

拔罐适宜人群

拔罐这个方法尤其适合有慢性病的人和身体虚弱的老年人。冬天人容易受寒，那就经常拔拔罐，增强身体的免疫力，整个冬天都不会生病。

这种方法对皮肉太松弛或太瘦的人都不合适。皮肉太松弛的人拔完以后由于抽拉的劲大，会把皮都扯上去。太瘦的人骨骼凹凸不平，不易吸附，而且拔罐时皮肤的痛感会更加强烈。因此这两类人在拔罐的时候，无论在力度和时间上都要小于和少于常人。

我觉得，说到子女给父母尽孝道，最好的方式就是让父母身体健康。一周给父母推一次背，拔两次罐，有病调理，无病养生，这实际上就是一种爱的表达。

夫妻之间也是一样，尤其是中年夫妻，面临着生活和工作等各方面的压力，夫妻关系很容易出现问题。那么，与其天天念叨着"婚姻是爱情的坟墓"，不如行动起来，给他（她）拔拔罐，这种贴心贴肺的关心会比一句"我爱你"实在得多。

拔罐可根除顽固疾病

有好多老年人一到秋冬季节就皮肤瘙痒，这主要是因为肺燥、脾虚以及湿毒在体内排不出来。加上有时候情绪不好，还可能出现带状疱疹、荨麻疹等。

大部分的皮肤病都跟脾湿、肺燥以及不良情绪和精神压力有关系。对这种皮肤上的毛病，我一般都用根治拔罐的方法进行调治。

怎么拔呢？首先在大椎、肾俞、肺俞、脾俞拔上大罐，拔 40 分钟以上。第二天再拔的时候，可能会出水、出血，甚至出现白色浆状的东西，但您一定要坚持。直到拔得什么东西也不出了，皮肤愈合得很干净才可以停止。这样，疾病才能得到根本性的调治。

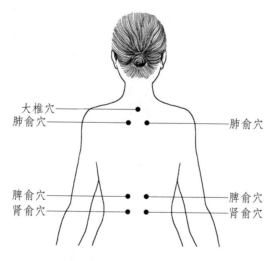

在以上穴位拔罐，可根除顽固疾病。

如果您有迁延不愈的慢性病，也应该采取拔罐的方法，每回拔三四十分钟，这样才能把体内的脏东西都吸出来。再往后，身上结的血痂慢慢地掉了，皮肤会变得光洁，人也一身轻松。

常拔罐身强体壮

作为日常保健，您如果不知道从哪儿开始拔罐，那就从大椎到长强密排，把督脉、华佗夹脊都拔了，这样各个脏腑都照顾到了。另外，如果您发现自己这两天肺不太舒服，那就拔两边的肺俞；腰不舒服就拔肾俞；调理哮喘就要拔大椎、肺俞和肾俞，起到泻热的作用。如果是多年的老哮喘，拔罐的时间就要超过 15 分钟，连续拔，把里边的脏东西都拔干净。

提到火罐，很多人都怕。我现在带学生，就让他们先在自己身上试验，挑肉厚的大腿外侧拔。有很多人怕出泡，其实出泡是因为此人身体很虚、很湿，更应该多拔。大椎到长强拔罐，可以有效调理五脏六腑疾病，是日常保健的捷径。

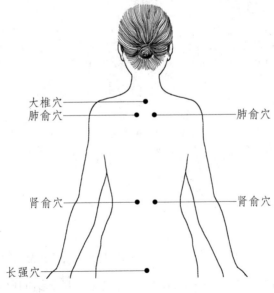

拔罐时从大椎拔到长强，让疾病无处藏身。

　　记得当年我犯肩周炎，因为留罐时间太长，起了个大泡。我让孩子们先给我把泡刺破了再拔，俩孩子谁都不敢。后来我自己照着镜子，把泡刺破了，又让孩子们给我拔上。拔完以后，我的肩膀舒服多了。从那以后，我就感觉连走路都清爽了不少，不仅肩周炎不药自愈，甚至连感冒都好多年没得过。

学会贴耳豆，捏捏百病消

耳部反射区特别适用于检测疾病。平常没事摸摸耳朵，哪

里疼痛点哪里，轻轻松松防病治病。

　　耳朵是人体重要的全息胚之一，利用它防病治病最简单的办法就是哪里痛就使劲儿点按哪里。嫌麻烦呢，就在有痛感的反射区贴上王不留行籽，也可贴磁珠或莱菔子。但每个反射区每次只能贴一个，因为磁珠多了人会不舒服，而莱菔子多了刺激太强。不必把耳朵贴满，每次选择 3~5 个痛点来贴即可。

　　贴耳豆的时候，拿普通的贴膏贴上就行了。当然，如果能加上云南白药的渗透作用，效果会更好。具体做法是，把云南白药粉加水调和，裹在绿豆或王不留行籽外面再贴；或者把云南白药粉与打碎的王不留行籽混合，加水调匀直接敷。

　　贴上耳豆后，平时走路、读书甚至开会时，都可以随时点按，也不需使太大的劲儿，一点儿都不耽误事儿。有的时候，点点就麻木了，感觉不到疼了，那就换个地方再点。

　　一般一次要贴 3~5 天，直到点按的这个地方不疼了。可以两边耳朵轮换着贴，今天贴左耳，下次就贴右耳，反复点按，形成一个持续的刺激。

　　贴耳豆这个方法既简便又有效。比如说，有的人胃疼，那就对照图——

查找，看胃、贲门、幽门、十二指肠这几个反射区，哪里最痛就贴哪里。点按时，不要怕痛，一定要坚持住，之后会感觉胃部发热，一会儿疼痛就缓和了。腰疼的话，就贴耳朵上的腰椎反射区，几天后，腰就感觉灵活多了。

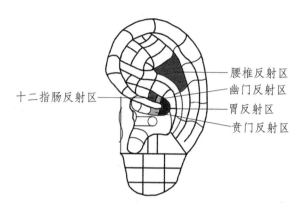

十二指肠反射区

腰椎反射区
幽门反射区
胃反射区
贲门反射区

身体疾病耳来治，哪里最痛点哪里。

简易耳操，"拉拉扯扯"得健康

耳部反射区比较小，您可能不知道如何下手。那么就按照以下6步来做吧：（1）捋耳轮、耳周。（2）揉三窝。（3）捋对耳轮。（4）扯耳垂。（5）搓擦耳根。（6）鸣天鼓。

　　耳朵上有全身的反射区，经常刺激这些反射区对身体很有好处，但很多人觉得耳朵上的反射区太小，想通过耳朵保健却不知从何下手。这里，我就为大家介绍一套简易的耳操。

　　这个操共分6步，每一步都要用双手同时按摩双耳。我每天起床前都要做一遍这套耳操。我女儿说我每次醒了都赖床，其实，我就是在床上摸俩耳朵摸了那么长时间。因为，老年人醒后不适宜立马起床，正好可以利用这段时间做做耳操。

捋耳轮、耳周

　　用大拇指指肚和食指关节捏住耳轮，两手同时往下捋，各18（或36）下。

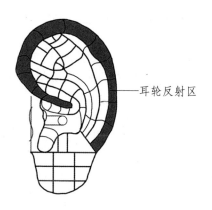

耳轮反射区

经常将耳轮，可以增强皮肤的新陈代谢。

耳轮是全身体表的反射区，也就是说，在您将耳轮的过程中就可以增强皮肤的新陈代谢。经常将耳轮、耳周可以防治荨麻疹等病，对女性皮肤干燥、粗糙等也会有很好的改善。

实际上，用将耳轮的方式来润泽皮肤比用很多化妆品都管用。

在做这个动作的过程中还会涉及耳周，也就是手指、腕、肘、肩这几个上肢部位的反射区，所以对上肢的酸、麻、胀、痛都有很好的治疗作用。

在这个过程中，大拇指正好是按在了耳后降压沟的位置。因此，有高血压的人一定要多做这个动作。

揉三窝

用食指指肚分别按揉"三窝"，每个窝按揉18（或36）下。

"三窝"即耳朵上的三个窝，分别是三角窝、耳甲艇和耳甲腔。

按揉三角窝能调整生殖系统功能，并起到安眠和安神的作用，让您每天神清气爽。

按揉耳甲艇能调节下腹部的很多毛病，像消化系统和排泄系统的毛病都可以得到调治。

按揉耳甲腔主要调节胸腹部的一些毛病，同时调节内分泌，让您的身体上下通透，整个人精神抖擞。

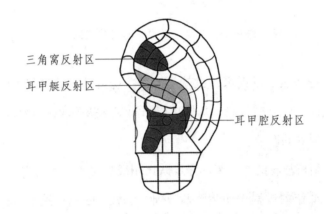

揉一揉"三窝"，让您上下通透、浑身清爽。

捋对耳轮

用食指和拇指捏住耳朵，捋对耳轮，每天 18（或 36）下。

对耳轮是下肢和脊椎的反射区。如果您长期伏案或开车，颈椎有毛病，如果您年轻时长期劳累，现在腰膝疼痛，那就捋对耳轮吧。

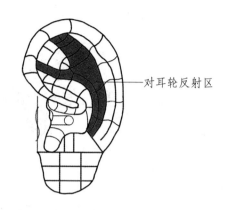

对耳轮反射区

脊椎、腰膝有毛病，您就捋捋对耳轮。

扯耳垂

用食指中间关节和大拇指捏住耳垂，往下扯拉，每天扯18（或36）下。

耳垂是头面部反射区集中的地方。因此，凡是头面部器官上的一些毛病，您都可以通过每天扯耳垂来轻松调理。

搓擦耳根

用食指和中指夹住耳朵，搓擦耳根前部，刺激饥点、渴点和肾上腺。这个方法对患有甲低的人、为了减肥需适当控制饮食的人以及糖尿病患者，都是最简单的祛病良药。

搓擦耳根的后部能刺激耳后的肺区，从而起到很好的清肺作用，还能预防和调理呼吸系统的毛病，提高自身的免疫力。

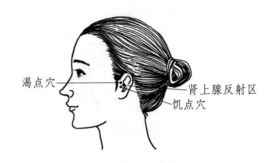

渴点穴　　　　　　　　　　　　　　　　肾上腺反射区
　　　　　　　　　　　　　　　　　　　饥点穴

耳根里藏着防治甲低、糖尿病和呼吸系统疾病的良药。

鸣天鼓

　　将双手劳宫穴放到双耳上，十指自然放在后脑勺，食指和中指交替弹击，轻弹18（或36）下。

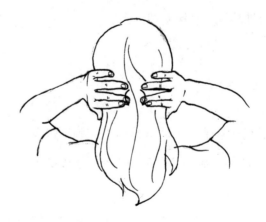

经常鸣天鼓，让您告别耳背、头晕之苦。

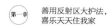

经常鸣天鼓能改善您的听力，治疗各种头晕。

用鸣天鼓这个方法治疗耳鸣时，要用食指轻叩玉枕、风池、脑户等穴位。但是，您可能找不准那些穴位，那就练习这个改良版的简易鸣天鼓吧，方法简单，效果不减。另外，您可以练习本节介绍的六步简易耳操来治耳鸣，简便易行，效果比单做鸣天鼓还好。

想健康，掌声响起来

手上有五脏六腑的反射区，在双手拍击的过程当中，您的
五脏六腑都会得到相应的调整。所以，拍手对身体有非常
多的好处。刚开始拍手时，身体会出现一些不适，不必慌
张，那是正常的排毒反应。

　　每次我去全国各地签售或跟观众互动时都会得到大家热烈的掌声。拍掌
本身既是一种锻炼，也揭示了拍掌人不同的健康状况。比如有人拍起手来呼
呼的，就像敲棉被的声音，表示身体里负的东西和酸性物质比较多。而有人
拍起手来艮声艮气的，说明体内风寒太大，多半腰腿不好。

　　老祖宗早就说"拍手治百病"，因为手上有五脏六腑的反射区，所以在双
手拍击的过程当中，您的五脏六腑都会得到相应的调整。

拍手对身体有什么好处

　　我有一个学生，他的身体非常不好，耳舟区（指、腕、肘三区）看起来
总像没洗干净一样，有薄薄一层黑皮，实际上这就是肾有问题的标志。但他
通过每天拍手，不仅耳朵变干净了，原来脸上的一层黑皮也逐渐蜕净了。

　　我另一个学生有心肌炎，每到感冒的时候就提心吊胆，生怕心肌炎发作，

我也让他每天拍手。结果不到两个星期，他的虎口就裂了，都结了黑色的血痂。但是这个小伙子非常有韧性，他忍着疼，坚持拍，由轻到重地拍。后来他即使再感冒，也没犯过心肌炎。

正确的拍手方式

拍手的时候，要保证十指叉开，双手的指肚都要对上，用点力气拍。拍手的时间最好在饭前或饭后一个小时。一般我建议从 200 下开始拍，慢慢递增，最后加到 1000 下。但是很多读者反映，开始的时候拍 200 下有点多，拍一会儿手就疼了。其实，这是因为有一些排病反应出现了。有了这种情况可以先别太使劲拍，也别拍那么久，要以拍完后感觉舒服为准，然后持之以恒地拍下去。

还是那句话，任何事情都不能蛮干。

有一次，我在西南某个城市做完健康讲座后开玩笑说："现在应该形成一道风景线，杨奕同志从这个城市走的时候大家都鼓掌欢送，但请不要光站着，应该边走边拍手欢送才对。"

为什么这么说呢？就是说拍手的时候应该要走动。老年人最怕的就是腿沉，坐着拍虽然很轻松，但是双手噼里啪啦一拍，血液循环到了臀部就给压制了，脏东西都沉到下边去，腿就更重了。所以要一边走动一边拍手，才能越拍越健康。

在开始拍手之前，您可以给手心和手背分别照张相，拍手一段时间后您再照一张对比看看。

拍手时会出现的排毒反应

有人说拍手的时候很疼，但我要告诉您，疼只是一时的，当您过了这个疼的阶段，您看看身体是不是比以前好了许多。比如说我吧，以前心律不齐，手上的心脏反射区有一根很明显的青筋，后来就是在拍手的过程中把那条青筋拍没了。

一般情况下，拍手拍到一个星期左右，很多人会感觉浑身不舒服或者手上出现裂口，这是身体里长期积攒、深深埋藏的不良物质被激活了，等于各种矛盾都表现出来了。这时候，请坚持拍，不要停，直到把脏东西都拍没了为止。人身上迁延不愈或者经常复发的病可能是好几年甚至几十年积累而成的，您要想快速地把它排出去，反应肯定也相对剧烈一些。

有一次，我跟学生在一个饭馆吃饭，其间讨论拍手治百病的事情。那个饭馆老板听到了，很好奇地过来问。经过我一介绍，他也开始每天练习拍手了。结果拍到一周左右的时候，他给我打电话说："哎哟！老太太，不行了，我拍得两个肋叉子疼，喘口气儿都疼，膝关节也疼，手上还起了好多白刺儿。"我说："给您道喜了。"

其实，拍手的时候，身体哪里出现了不适，就说明是那里的病和不健康的东西被拍出来了。这个饭馆老板每天晚饭都要喝半斤酒，肝受伤太严重，所以他会拍得两侧肋骨疼。另外，因为他年轻时在兵团，经常在河沟里作业，所以腿上的风湿很厉害。我让他忍住疼，接着拍，把拍出来的病彻底排出体外。

又过了两个月左右，他给我打电话了："哎呀！杨老师，太棒了！我刚开始在海河边拍手，很多人骂我神经病，不知道我在瞎拍什么，我也不理他们，就坚持拍。现在我浑身轻松极了，一天不拍就难受，觉得没舒展开。"

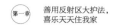
　　享受到拍手的好处后，他自发组织了一帮中老年人，每天清晨聚到海河边儿就开始拍手，用他自己的话说，都成为海河的一道风景线了。

　　佛常说舍得舍得，您要舍得痛才能迎来健康的彩虹。

泡脚保健的要诀：给自己"找别扭"

提高自身免疫力的方法其实有很多，不见得你非得去长跑，
或者是做一些剧烈的运动才行。我觉得，泡脚是适合所有
人并能全面提高人体免疫力的保健方法。

现在很多人都是亚健康，去医院也检查不出什么病，但总觉得自己浑身
不舒服，精神也不好。对于这些人来说，最简单的保健方法就是泡脚。

以什么方式来泡脚

首先说明，正确的泡脚方法应该是泡到小腿肚，也就是说您要准备一个
专门泡脚的高桶，或者就用洗墩布的那种大桶也行。有的人说，脚上的反射
区不是最集中吗，那我泡到脚面不就行了。这种想法是不对的，这样虽然脚泡
得挺好，可是如果小腿处的血液还阻塞着，那血液还是不能很好地畅通起来
供给全身。

另外，泡脚不能只泡 5 分钟，时间太短什么用都没有。泡脚的时间最好
是 20~30 分钟。泡脚时一定注意，水温不能超过 45 摄氏度，超过 45 摄氏度
人就容易心慌、出汗，而且容易兴奋，会导致晚上睡不好。

有人问我，泡一会儿水凉了怎么办？水凉有两个原因：一个是水自然凉

了，这样的话，您就在旁边放壶热水，随时加水就行了；第二个原因可能是泡脚的工具底子太薄或者是地板太凉，那您最好在泡脚桶的下面垫个纸箱或者木板，水就会凉得慢点儿。如果开始的时候坚持不了 30 分钟，觉得难受，那您不用强求，争取每天都多泡一会儿，时间一长就习惯了，不泡够 30 分钟您倒觉得难受了。

用什么材料来泡脚

有的人喜欢到美容院去泡脚，觉得那些泡脚水闻起来中药味挺大的，肯定对身体有好处。但据我所知，很多美容院或者足疗馆里给客人泡脚用的不过是最简单的甘草。大家都知道，甘草是一种和药，它能调和各种药材之间的药性，但是只放甘草一味药不会有什么作用。

如果只是保健性的泡脚，您搁点大盐就可以了，因为大盐能够让身体里的钙磷平衡，又能消毒、去味。您也可以用点醋，它可以软化脚垫，去脚气。或者您也可以放些艾草或者桑叶，对身体都有好处。

要是您体质偏寒，可以煮点姜泡一泡；关节不好呢，可以搁点红花、伸筋草、宽筋藤一类的中药。

很多人认为泡脚一定要泡到满头大汗才有效果，我认为不尽然。如果一个人身体比较虚，出大汗绝不是件好事，因为"汗为心之液"，汗出多了，心脏就会不舒服。

泡脚需与反射疗法相结合

为什么很多人泡脚后往往觉得只是舒服而已，好像也没有解决什么实质问题呢？这就是不会给自己"找别扭"。"找别扭"实际上就是找病根。

我建议您在泡完脚以后，觉得自己平常哪个地方不舒服，就在脚上相应的反射区上多加按揉。这个方法尤其是对一些慢性病的患者，或者也说不上来是什么病，但总觉得身体不舒服的亚健康人群特别好。

您如果平时胸口憋闷，在泡脚的时候就多按揉脚上的心脏、气管、支气管和肺反射区；腿不舒服，就把脚上的上下肢反射区多刮刮；女同志容易乳房胀痛，那就用手掌外侧多刮刮脚背的胸部反射区。这些手法都很简单，都是一些常规的按、揉、推、刮等基础方法。就是这么一些看似不起眼的小方法，如果您能坚持下来，肯定会有意想不到的收获。

这么多年来，我确实感觉到很多人不是不重视健康，只是常常不得其法，或者只知其一，不知其二。

那么，想要保持健康，首先从每天正确泡脚开始吧。

爱父母从观察父母的脚开始

对我们普通人来说，一生中最大的成就就是让自己不生病，
让自己的亲人不生病。而只要掌握反射疗法就能达到这个
目的，这种幸福感恐怕是生活中最重要的东西了。

有位女士看了我的书《手到病自除》后，便用书上所说的方法给她父亲
治好了荨麻疹。知道父亲有高血压，她又把书中所说的降压的方法告诉了父
亲。可是，她父亲对反射疗法存有偏见，一时间接受不了，说不相信每天摸
摸脚丫子身体就会健康。后来，她把老父亲接到北京的家里住了一段时间。
看父亲每天很兴奋地扛着相机、三脚架在北京城里跑，她就每天晚上给父亲
泡泡脚，缓解疲劳。慢慢地，她试着在泡脚的时候给父亲按摩脚部的反射区，
父亲也没说什么。后来有一次，她看见父亲泡完脚以后自己按摩起脚来了。
这样按摩了一段时间以后，父亲经常头晕的毛病改善了很多，精神也变好了。

看到父亲的身体越来越好，她非常高兴。后来，每次带孩子回家的时候，
父亲还会给小外孙女搓搓脚，刮刮脚底，边搓边跟外孙女一起唱那首小儿足
疗的儿歌。这位女士说，没想到，这种互相按摩足部反射区的方法使她和父
亲都找到了特殊的表达爱的方式，享受到了天伦之乐。听她说了自己的经历，
我非常高兴，还把在这本书里提到的耳操教给她，希望能给她和她的家人带去
更多的健康和爱。

我母亲是患肺癌去世的，但是她在最后的 36 天里没有受罪。那些天我一直在给她做反射疗法。当时有人不理解，说："你有病啊，弄个脚没完没了的。"但我知道，这个方法虽然回天乏力，但可以使她不像此类患者那样需要吸痰和上呼吸机。能让我母亲走得不那么痛苦，也算是尽了我最后一点孝心。

做子女的拿什么去尽孝？我觉得，给老人做做脚就是一种温馨又健康的尽孝方式。"鸦有反哺之义，羊知跪乳之恩。"小的时候，爸妈给我们洗脚，现在我们长大了，不妨也给爸妈洗上一次脚，按上一次脚，让他们永远健康长寿！

我们经常说身教大于言教，其实，好的保健方法与好的品德一样，都是需要传承的。孩子如何对待长辈，老年人如何对待子女，这些都是一种示范。最简单的，比如说您喝水的时候也给老人带一杯，老人咳嗽时您给捶两下。哪怕他们不见得需要，但就是这么一些小事，却能给他们带来精神上的安慰。如果您能活学活用反射疗法，多注意生活中的这些细节，那不仅对子女是个示范，也能让父母度过一个舒心的晚年。

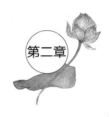

第二章

听懂身体的话，
自在如来

观形可知病：肢体语言是疾病的前兆

通过多年的观察，我发现很多肢体语言都是疾病的预兆。
为了保持身体健康，您一定要多留心观察自己和身边亲人
的肢体语言。

长期患三高的人，如果有一段时间，坐着的时候双手经常不自觉地手心
朝上，这可能是中风的前兆。那么，就要赶紧调理一下心脑血管的反射区，
避免出现意外。

有的人走路时屁股明显地往后撅，这样的人一般是腰椎间盘突出。要想
改变这种状况，就一定要多推推脚下的腰椎反射区。对于平时没有这种情况
的人，您观察她最近走路有点屁股往后撅的迹象了，一定要告诉她提前做好
预防，可以每天推按双脚上的腰椎反射区 10 分钟。

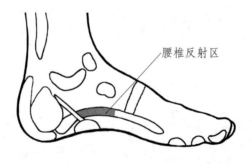

腰椎反射区

推推腰椎反射区，可防止腰椎间盘突出。

有的人走路时两腿高低不平，这样的人有可能是盆骨倾斜或者腰痛。

现在很多人，尤其是办公室的白领们特别喜欢跷"二郎腿"，不知不觉成了习惯，不跷就不舒服，这样的人容易得腓肠肌拘挛。最好的办法当然是改掉这个不好的习惯了。

我活了快 80 年了，真是觉得生活处处皆学问。其实我们平时的很多肢体动作都在暗示我们：该注意自己的身体了。但是，很多人往往不太在意。

我建议大家平时没事儿的时候，多摸摸自己身体各个部位的反射区，看有没有疙瘩或条索，给身体做做自我检查。只要处处留心，多关照自己的身体，健康就会来关照您了。

大脚趾根部一条棱：老年痴呆先兆

人上了四十岁以后，一定要多观察自己的脚，而年轻人也
一定要多观察自己父母的脚，看看是不是有了痴呆线。如
果有的话，就赶紧划拉他们脚上的小脑反射区。

最近几年，我遇到的老年痴呆患者明显比前几年多。很多中年人到我这
儿瞧病，都抱怨说，父母得了老年痴呆，像个傻小孩儿，脾气不小，还经常
瞎胡闹，做儿女的简直是哭笑不得，一点办法都没有。还有的老年人得了老
年痴呆，连家都找不着，做儿女的就满大街找爹找妈。

很多人都说，老年痴呆这个病没有前兆，总是得了以后才弄得家人措手
不及。其实，老年痴呆是可以提前发现的，并且可以通过做足部的反射区来
防治。

有一年春节，我去哥哥家拜年，他家亲家母正好也过来了。闲聊的时候，
我就给他们瞧瞧病。我看见他亲家母的大脚趾外侧，也就是挨着二脚趾的那
个地方有一条棱线。我说："您要注意啊，您有老年痴呆的倾向。"她非常吃
惊，说："我妈就老年痴呆，我是不是有遗传啊？"我说："您小脑有问题。"
果然，我刚一摸她大脚趾根部的小脑反射区，她就嚷嚷说太疼了。

其实，她脚上的那条棱线就是痴呆线，严重的会形成一块硬皮，像茧子
似的。好多女同志会说我这是穿高跟鞋穿的，男同志说我那个皮鞋有点紧。

这些都没关系，如果您发现大脚趾外侧有这么一条茧子了，再摸摸您脚下的小脑反射区，要是疼的话，那就要注意了，这是老年痴呆的前兆。

人上了四十岁以后，一定要多观察自己的脚，而年轻人回家也一定要多看看自己父母的脚。

年轻人如果发现父母脚上有这个棱了，一定要常回家给他们做一做。方法很简单，就是在大脚趾根部的小脑脑干反射区，从脚趾往下，用我教您的补泻一步法，顺着推，每天100下，坚持两个月。老年人也可以每天晚上泡完脚后，自己搬起脚做100来下。不出两个来月，这个棱就消失了，这就是说，您的小脑被激活了。

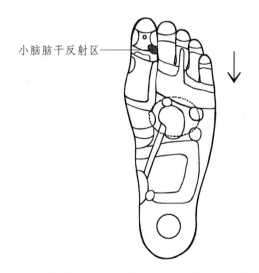

小脑脑干反射区——

按揉小脑脑干反射区，就能防治老年痴呆。

在天津，有个著名话剧演员的夫人，原来是位医术高明的儿科大夫。她的八十大寿过得非常隆重，但八十岁零七天时就痴呆了。她姑娘从此再也不敢让母亲自己拿着工资，怕弄丢了，只按月给她五百块钱零花。但是，每次拿完钱母亲都不高兴。有一次，姑娘给完钱，老人一下子就爆发了，说："我得跟你谈谈，你们不能这样对待我。"她姑娘说："怎么了？"老人说："我的工资好多，你就给我五张。"姑娘听完哭也不是，笑也不是，只好换了五十张十块的给她。老人拿着钱就满意了，说："我的工资就是这么多。"这件事听着可笑，想着可悲。

所以，您学了我教给您的方法，一定要付诸实践，千万别让自己的父母走到这一步。

在这里，我想跟所有的子女们说，孝敬父母一定要从观察父母的脚开始。现在每个星期花点时间摸摸父母的脚，不要等到您有一天满大街都找不到他们的时候再到处找后悔药吃。

习惯双脚侧立：子宫和前列腺可能有问题

每天晚上泡脚的时候或者在床上躺着的时候，用两只脚的
脚后跟互相搓子宫的反射区5分钟，不费多大事儿，也不
花一毛钱就能保养好您的子宫。

中国有句老话叫"站有站相，坐有坐相"，练武的人更讲究"站如松，坐
如钟，行如风"。但是，很少有人能把老祖宗教的东西实行下来，大多数人都
说，我怎么舒服就怎么待着吧。

但是，您可能不知道，在一坐一立间就能看出您身上的很多健康问题。

比如，很多女性不管是站着还是坐着的时候都爱把脚侧立着。

曾经有一个电视台的编导，20多岁的小姑娘，找我做节目，约好了在宾
馆谈谈。她坐在床边，开始的时候可能是紧张吧，还坐得规规矩矩的。一会
儿聊开了，我看她两只脚就开始不老实了，两只脚老是侧立着。我问她："你
例假正常吗？"她说："不正常，我都两个月没来了。而且这一年多，每次量
都特别少。"我说："我摸你一个地方，你准疼。"小姑娘眼睛挺大，忽闪忽闪
的，一副不相信的样子。可是，我刚在她右脚脚踝旁边按了一下，她就叫了
起来。

我发现她的子宫反射区有疙瘩，然后用补泻一步法在她的子宫反射区顺
着一个方向往下推。她疼得直嚷嚷，大概推了五六分钟，她安静多了，并且

说觉得肚子里暖乎乎的。

我说："你这儿都是疙瘩，能不疼吗？"她很好奇地说："您怎么知道我那个地方会疼？怎么发现我例假不正常啊。"我开玩笑说："就看你脚不老实。"她说："我一直就这样，我爸老说我，坐也不好好坐着，脚那么不老实，我说就这样待着舒服。"我告诉她："回去跟你爸爸说，不是你想不老实的，而是你肚子里有东西，是它让你不老实的。"

双脚的内脚踝到脚后跟的这片区域，女的是子宫反射区，男的就是前列腺反射区。一般子宫或者前列腺有毛病的，按这个区域都会疼，严重的摸上去会有疙瘩或颗粒。

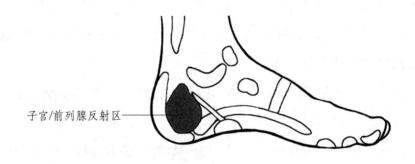

子宫/前列腺反射区

每天搓搓双脚的子宫反射区，就能保养好子宫。

但是，我见过的人中，很少有像这个编导这样双脚都爱侧立的，一般都是单侧侧立。哪只脚侧立起来，就说明哪边的子宫或前列腺有问题。

如果脚后跟明显突出来一块，就有可能是子宫内膜异位了，一定要去医院检查一下。

女性的子宫多多少少都会有点问题，所以，建议大家没事儿多摸摸自己脚上的子宫反射区，每天用大拇指往下推 36 下，起到一个保健的作用。如果子宫反射区摸起来会疼或者有疙瘩，那就重点按揉，把脚上的疙瘩揉开了，子宫里的囊肿也就被您揉开了。

如果觉得手上没劲儿的话，每天晚上泡脚或者躺在床上的时候，用两只脚的后跟互相搓子宫的反射区 5 分钟，不费多大事儿，也不花一毛钱，就能保养好您的子宫。

其实，从这个编导一进门，我就怀疑她可能妇科会不太好。刚进 6 月，天气还不那么热，她就穿上了低腰的超短裙。往往凉气是女孩子身上很多毛病的根源。她走的时候，我说："杨老师请你回去把长裤子穿上，进了三伏天再穿裙子。"

如果谁家孩子也像她一样，老是爱脚外侧着地，夏天穿得很少，冬天爱穿裙子，那一定要检查一下她足底的子宫反射区。

子宫是女人的根本，它里面长了疙瘩，自己会说的。您听得懂它说的话，就能提前预防很多烦人的疾病。

没事儿老爱蹲着，小心椎管狭窄

随着年龄的增长，很多人的身形不再像年轻时那么挺拔。
这时，就要注意，身形的变化可能是脊柱的某些问题引起
的，需要及早检查和治疗。

我一个学生的父亲，中年时酷爱钓鱼，长期处于阴冷潮湿的环境中。后
来，他腰痛得厉害，不能长时间站立，走路不超过 100 米就得蹲一会儿，先
缓缓劲儿再继续走。因为腰痛，他不再像年轻时那么身形挺拔了，还被医院确
诊为椎管狭窄。

椎管狭窄其实就是脊柱的椎管变得比原来窄了。怎么就比原来窄了呢？
有先天的原因，也有后天的原因。先天的有很多是因为营养不良造成的，后
天的基本是椎间盘突出造成的。通常得这个病的，还是四五十岁左右的中年
人比较多。

这种病要怎么治疗呢？我先选择太冲、照海、申脉、三阴交、承山、委
阳、少海、委中、承扶、秩边、腰俞等穴位，每个穴位分别点揉，顺 36 圈逆
24 圈。督脉上的命门穴依后天八卦象数为 "6"，那么我就以命门为中心，以
上、下、左、右为序，等距离定 4 点，每点按揉顺转 60 圈，逆转 60 圈，中间
顺转 100 圈，逆转 100 圈。

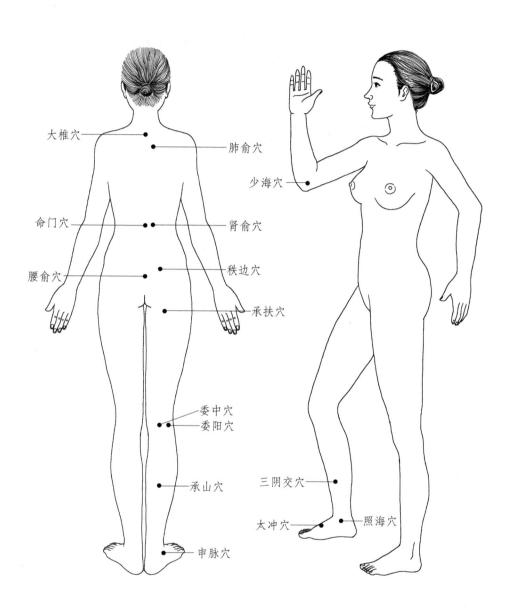

大椎穴
肺俞穴
少海穴
命门穴
肾俞穴
腰俞穴
秩边穴
承扶穴
委中穴
委阳穴
承山穴
三阴交穴
太冲穴
照海穴
申脉穴

在以上穴位做生克补泻法，可调理脊柱椎管狭窄。

041

在我这里做了一个疗程后，我的学生欣喜地告诉我，她父亲好多了，还主动要求每天接送孩子，往返两公里的路，没有蹲下休息过一次。因为这个缘分，她后来就成了我的学生。学成之后，这个学生持之以恒地为老父亲做治疗，老人的身体和精神状态都有明显好转。隔年春天，老人还参加了"夕阳红之旅"，足迹遍及广东、广西、云南等地。

手也能望闻问切

手部观诊是诊病的第一步，而且从手上看病往往很准。但
是手诊主要是作为一种辅助的诊断方法，还得与足部、耳
部、小腿等反射区搭配使用。

我经常说，我的工作是摸摸脚就能治病。但很多时候，我诊病并不一定
从脚上摸，而是要手脚并用。

手上看病往往很准。一般有患者过来，我都是先看看他的手，初步诊断
他可能有哪方面的毛病，然后我再在脚的重点反射区摸一摸，基本就可以下
结论了。也可以这么说吧，看手是我望闻问切的第一步。

在手上看病，有两次我印象挺深刻的。

有一年我去外地看我姐，一个副市长让我给看看病。他说："您看我有什
么病？"我看看他的手，又看看他的脚，说："您上医院检查一下，您的胃可
能有毛病。"但是我没具体告诉他是什么病。一般看出比较重的病，我都先让
患者去医院做个检查，因为这种病轻易说出来，患者会紧张。但是这个副市
长一直追着我问，我实在被逼得没办法了，就说："您可能是胃癌早期。"他
一下子惊着了："哎呀！神医啊。确实，两年多了，一直查不出什么毛病，最
后在协和医院查出来是胃癌早期。您早来啊，早来我就不用跑那么多趟医
院了。"

　　结果这件事儿第二天就轰动了，他们的组织部部长问我姐，是不是天津来了个神医。我姐说："不是，哪有什么神医。"后来这个组织部部长也让我给看看。我一看他的手，脑子一下子蒙了。我从来没见过那样的手，满手都是褐色斑点。因为手上也是一个全息的反射区，我一想，密满全身的是什么，只有血液无处不在啊。我说："您可能血液有毛病。"他非常吃惊地说："哎呀！果然是神医！我是败血病啊。"

　　这两次手部观诊的经历我一直忘不了，从那以后也养成了先对手来望闻问切的习惯。但是手诊主要是作为一种辅助的诊断方法，要是没有经验的人，光从手上看，不能妄自下论断，还得与足部、耳部、小腿等反射区的反应结合起来看。

手形里的疾病密码

手形与性格息息相关，平常多观察自己手指的形状，再结合自己的性格来分析，您就可以发现身体哪个脏腑有毛病，从而可在反射区上去寻求"解脱"。

对普通老百姓来说，没必要掌握太复杂的手诊知识。下面我就把一些简单的跟手形相关的常识跟您说说。

拇指严重向后弯曲

手掌自然伸直，如果拇指向后弯曲得非常厉害，这种人一般多才多艺，能力强，但在事业上容易见异思迁，一般不会安心做一份工作，跳槽的次数比别人多。这种人在遇到困难的时候意志力差，属于那种挖井时挖三尺两尺不见水就立马换地方再挖的人。而且，这样的人爱多思多想，脾最容易出问题。

比如说，大家在一起抽烟，如果其中一个人单独抽出一支烟点上，他会想：这人抽烟也不给我散一根，这不是看不起我吗？

又比如，两个人正说得热闹呢，其实不过说的是中午聚餐时有种咸菜好吃。他一进门，人家停下不说了，他就会想：这俩人准说我呢。

遇到这样的人，一般人可能会认为他小心眼，实际上是脾多思造成的，绝不是什么生来的性格使然。

这种人平常一定要好好地梳理自己脚上的脾反射区，多吃一些祛湿的食物，如黑豆、薏米、冬瓜、赤小豆、黑芝麻、山楂等。把身体里的湿气祛掉以后，他就不会出现一些莫名的倔强、小心眼和多思多想的情况了。

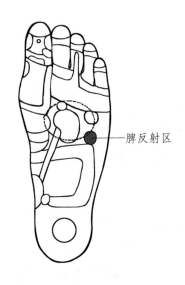

心眼小，是因为脾多思。

长期脾不好的人容易没有精神，事情一多就会力不从心。这是因为他脾土不好，然后影响到肺金，甚至影响到大脑的供血。所以他就会感觉处处不如人，觉得人人都是幸运儿，他怎么就不行，这是老天爷对他不公。肺又主悲，这种悲观情绪发展下去就可能出现抑郁，甚至出现悲观厌世的情绪。

所以说，平常多观察自己手指的形状，再结合自己的性格来分析，您就可以发现身体哪个脏腑有毛病，从而可在反射区上去寻求"解脱"。

拇指很直，指甲特别短

有的人拇指很直，稍微往里收，指甲特别短，这样的人性格非常犟，属于那种撞了南墙也不回头的，所以肝功能往往也不太好。

由此可见，很多生理上的特征都跟性格有关系。同样，性格也会影响疾病的发展。

每个人对待疾病的态度不一样，往往就会有不同的结果。同样是得胃病，有的人可能就很焦虑："我怎么就胃不好了呢，千万不要长癌啊。"这样一想，面对疾病时就先处在下风了，人也会越来越消瘦。也有人以积极的心态面对，胃不舒服了，平时就开始注意保暖，以前不吃早点，现在每天早起半小时坚持吃；碰到好吃的也不再没饥没饱地吃个不停。一段时间后，胃病往往会不药而愈。

所以说，对待任何问题，都要有一个积极的态度，碰到健康出了问题，首先要从心理上进行调整。给自己正能量，战胜消极的不良情绪，也是防病抗病的有效方法。

手掌稍宽，十指尖尖

有一种手形是这样的：手掌稍宽，十指尖尖，而且指甲很长。这样的手被称为风流手，有这种手形的人，很容易红杏出墙。

有一次，一对夫妻来我这儿看病，我一看那男同志的手，就把他老婆支开，然后问他是不是"家里红旗不倒，外面彩旗飘飘"。一开始他还不承认，后来就说实话了，确实与别的女人发生过暧昧关系。他还觉得惊讶，怎么看手还能看出这个来？

其实，有这种风流指手形的人可能本身品质没问题，而是因为生理的原因，才会有不坚守精神、难固守感情的一面。

有这种手形的人，其生殖系统和泌尿系统容易出问题，因为他们在性方面的需求比较强烈，但身体素质不见得能跟得上。

一个人如果先天的秉性和后天的保养非常统一就能战胜任何疾病。很多人哪怕先天虚弱一些，但后天注重保养，也能补养得很好。要是再懂得一些按摩反射区的手法，双管齐下，就能达到手到病自除的效果了。

很多人在安慰患者时都会说：你要坚强，这样才有信心战胜病魔，我们会给你找很多方法，找很多好医生、药物来给你治。但是这么说往往没什么效果。很多时候患者没有发现自己先天性格的弱项在哪里，找不到自己的弱项，就没办法有的放矢地调理。所以，从手相来认识到自己的一些先天特点，对治疗疾病有很好的指导作用。

足部健康自测法：知足才知福

脚上有很多窗户，这些窗户分布在脚底、脚背、脚趾、趾
甲各个角落。透过这些窗户，您就能看到身体里面的一些
疾病。

　　脚底反射区是人体最大的一个反射区，脚上反映出的健康信息最全面、
最丰富，很多病在脚上的反应也就最明显。

　　脚底、脚趾、趾甲等都是可以看出身体疾病的很好的窗户。

观足底

　　脚底有很多重要的人体反射区，这些反射区变形、扩大或者缩小都能够
说明人身体的一些变化。下面是一些常见疾病在脚底反射区的表现：

　　一、如果肾反射区向上浮出并且扩散到小肠，这样的人肾功能有些问题。
如果同时小肠反射区也是往外膨出的，说明这样的人较疲劳，精神不振。

　　二、如果您脚底板的第四趾往下有纵纹出现，同时在脚面大拇指和第二
趾之间出现了八字，那么您可能经常觉得肺不是很舒服。

　　三、正常情况下，脚底拇指根部都有两条线。如果只有一条横线，那表明
这个人有可能贫血。这条横线就是贫血线，贫血线越深，说明贫血就越严重。

四、如果拇指根部两条线之间比较突出，这样的人一般是血压比较高，要特别注意，防止心脑血管疾病的发生。

五、第二、三趾的根部之间往外突出，表明平时容易眼睛发干、发涩。第四、五趾的根部突出的人则比较容易耳鸣。

六、如果在甲状腺反射区外侧有一纹线通到第三、四趾趾缝，这样的人可能经常做噩梦。

七、脚下从胃到十二指肠的反射区有青筋，表明平时肠胃不好，吃东西不容易消化；如果此处有密集的青筋出现，那就是便秘了。

八、如果膀胱反射区较为突出，甚至形成一个圆形的软包，那么有可能是肾虚。

观足内侧和足背

一、脚踝水肿，请多注意您的肾。

一个学生给我说过这样一件事：在他上小学的时候，他爷爷得了肾炎。有一次，他爷爷就指着自己的腿说："摸摸我的腿。"他上去一摸，发现小腿上一按下去就有一个坑，而且这个坑半天也起不来。

其实，肾炎最开始的时候就是脚踝水肿，按下去也会有坑，但是不会按下去半天起不来。像我学生的爷爷这种情况是比较严重了，脚踝的水肿已经蔓延到腿上了。

如果在脚踝刚刚开始水肿的时候就及时发现，知道可能是肾方面出了点问题并及时采取相应的措施，肾炎就不会发展到那么严重的程度了。

二、如果在脚面上的大脚趾和第二趾中间有八字纹出现，表明有咳嗽的现象。

三、女同志如果脚趾趾关节根部水肿，那么建议您去揉一揉子宫和胸部的反射区。如果揉起来感觉酸痛或者有疙瘩等异物，那有可能盆腔有点发炎，或者稍微有一些乳腺增生。

四、如果足背部出现红色斑点，那么可能身体的造血出现了障碍；如果足背部有疙疙瘩瘩的隆起，那么平时要注意多喝水，防止出现泌尿系统的结石；相反的，如果足背部出现了很多凹陷，那么要去医院检查检查是不是肝有什么问题。

上面已经比较详细地说了脚底、脚内侧和脚背部所反映出的身体的一些状况。如果您觉得还不是特别清楚的话，建议您参照下面的表格，从脚趾和趾甲上的表现来辅助诊断一下。

脚趾或趾甲	身体状况
大脚趾红润饱满，趾甲透明有光泽	很健康，身体没什么不舒服的
趾甲薄软，有纵沟	一般是营养有点跟不上
趾甲增厚	一般是脚气感染和灰指甲引起的
趾甲纵裂	如果有心脑血管疾病的人，那么就可能是中风的先兆
趾甲下有纵行的黑线	说明您内分泌失调，女同志容易痛经或月经紊乱
趾甲嵌到肉里，俗称甲沟炎、"猴趾甲"	这是肝气郁滞的表现，要保持心情舒畅，从而保证肝气畅通
大脚趾过于丰满、肥大，颜色发红，四趾侧苍白水肿	高血压或者高血脂

脚趾或趾甲	身体状况
拇指外侧与脚掌结合部有茧子一样的棱线	说明小脑萎缩，有可能得老年痴呆
大脚趾上翘	说明脑血管不好
大脚趾肿胀	说明糖代谢不平衡
小趾弯曲并被四趾压迫	说明耳功能不太好

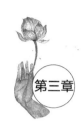

第三章

管好"进出口公司"
——肠胃、肝胆、肾脏功能调理法

烧心、泛酸、消化不良：点点按按不适消

症状：烧心、泛酸、消化不良。

方法：1. 用磁珠或王不留行籽贴耳朵食道、胃、贲门反

射区，贴上2~3天，治烧心。

2. 在上脘、中脘、下脘、建里穴所在的胃区找痛点，

右手在下，左手在上，用右手小鱼际在痛点按揉，

顺36圈，逆24圈，治泛酸。

3. 刺激脚上的小肠和心脏反射区，每天坚持15~20

分钟，改善消化不良、大便溏泄之症。

贴耳豆治烧心

对于一般的烧心，很多人不当回事儿，不过，如果不注意防治，很可能会发展成慢性食道溃疡。因为烧心一般是食道出了问题，而不是胃上的毛病。

我有一个妹妹，当年就是烧心得特别厉害。她喜欢吃过凉、过热和坚硬的东西，时间一长，食道就受伤了。

我当时观察我妹妹耳朵上的食道反射区，那上面的皮肤发白，还有个褐色的点。于是，我就把磁珠贴在这个点上。点按磁珠时非常疼，她一直嚷嚷

道："疼死我了，疼死我了！"我说："你甭废话，必须天天给我点。"这样点按能对食道形成持续的刺激。我妹妹照我说的做了，到现在这么多年了她再也没闹过烧心。

磁珠在一般的医疗器械店就能买到，也可以用王不留行籽来代替。但是您要注意，贴磁珠的话，一只耳朵只能贴一个。王不留行籽可以同时贴多个。胃不舒服的时候，可以贴在耳朵上的食道、胃、贲门反射区，一次贴 2~3 天就行。

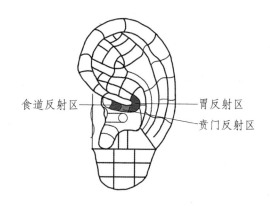

食道反射区 —— 胃反射区
贲门反射区

在以上几处贴耳豆，持续的刺激会让胃暖起来。

小鱼际按走泛酸

有些人胃不太好，爱泛酸水。当年我有胃溃疡的时候就是这样，容易恶心、泛酸水，说得夸张一点，就是类似于边吃窝头边吐苞米面粥的那种状态。这时，在肚子上的胃区，也就是上脘、中脘、下脘、建里这几个穴位所在的区域用五指触摸，一定会有疙瘩或者冰凉的地方。

治疗的具体方法是：找着胃区最疼的点，右手在下，左手在上，两手叠加，用右手小鱼际分别在胃区按揉，顺 36 圈，逆 24 圈。

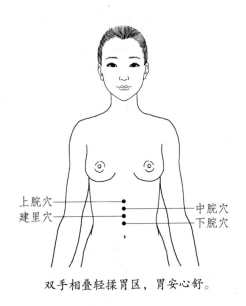

上脘穴
建里穴
中脘穴
下脘穴

双手相叠轻揉胃区，胃安心舒。

除了可以用上面的方法调理外，您还可以点按耳朵上的食道反射区 50 下，也会有不错的效果。

足底调理消化不良

消化不良大致可以分为两种情况：一种是一时吃得不合适引起的；另一种是长期的消化不良，感觉吃什么东西都吸收不了。不管是哪种类型的消化不良，都是因为小肠出了问题，所以人吃不下去东西，大便溏泄。

有一个老总，40 多岁，一米八几的大个子，很壮，脚丫子也很大很厚。他以前还开过足疗店，但是之前做足疗的时候，被人在脚心的小肠反射区按出一个大疙瘩来——本来是没有疙瘩的。这是不专业的足疗师操作不当造成的。

我每次给他做调理的时候，就着重对中间那个疙瘩做生克补泻法。做了一个疗程（10 天），他的胃口就好了很多。以前他的大便从来不成形，现在也基本正常了，他非常幽默地说："我活了 43 岁，现在才会拉人屎！"

如果您有消化不良之症，就请重点刺激脚上的小肠和心脏反射区，每天坚持 15~20 分钟，这样，小肠工作起来就能尽职尽责了。食物到达小肠之后就能进一步消化，该吸收的吸收，吸收不了的，就转入大肠，最后把渣滓排出体外，达到物尽其用的目的。

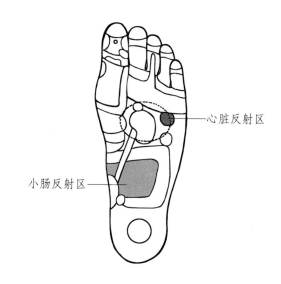

心脏反射区

小肠反射区

每天刺激这两个反射区，小肠就会尽职尽责地工作。

砭石之力护胃养胃

我有一个外甥，经常胃疼得厉害，我摸到他胃区的时候就觉得疙疙瘩瘩的。他工作很忙，没时间每天去做足部按摩，后来我就送给他一块砭石，让他长期佩戴。他戴了半年，说："姨，我脖子都快勒细了。"我说："看来是胃没事儿了，开始关注你的脖子了。"他说："姨，你还别说，我的胃还真好了！

那疙瘩没了。"听到这句话我一下子放心了，之前我看他脚上的胃反射区有褐色的斑点，这是个很不好的现象。现在褐色斑点没了，他的胃也不疼了，我很欣慰。

在脖子上吊砭石链子的话，绳子要长一点，粗一点，保证砭石贴在中脘穴的位置，也就是胃区。

这种方法您自己就可以举一反三，比如心脏不好，您就将砭石链子吊在膻中穴的位置；乳腺增生，那就在文胸上缝个砭石扣子；小腹经常不舒服，您就在内裤上缝个砭石扣子……这些方法都很简单，也省事儿，效果还不错。

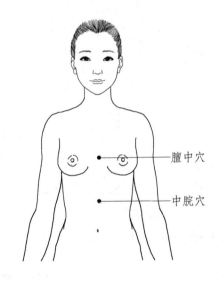

——膻中穴

——中脘穴

在穴位上贴砭石，就能守护相对应的脏腑。

食欲不振：这样做吃嘛嘛香

症状： 食欲不振，精神压力大，心神不宁，睡不好觉。

方法： 1. 五指并拢，从上到下推按整个后背，每次推 10
分钟。

2. 按揉脚上的胃、胰、十二指肠、小肠、大肠、肝
反射区，每天 15~20 分钟。

3. 在背部的肺俞、胃俞、肝俞和大肠俞拔罐，每次
10~15 分钟。

如何治疗营养过剩导致的食欲不振

我认识一个公司的老总，他从外地来北京的时间不长，经常吃不下饭。他总是有应酬，基本上每天都在外边吃饭，而且每次都不吃主食。他本身脾胃不和，五行中缺土，土培护得不好，吃进去的东西也消化不动。时间长了，身体里积蓄的东西太多了，营养过剩，就会导致食欲不振，吃什么都没胃口。

针对他的情况，我建议他爱人经常给他推推背。具体方法是把五个手指头并拢，从上到下推按整个后背，每次推 10 分钟。

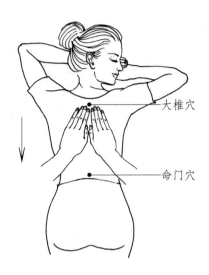

推背是表达爱的好方式。

然后每天按揉他脚上的脾、胃、胰、十二指肠、小肠、大肠反射区，重点按揉肝反射区，帮助消化。每天坚持 15~20 分钟。

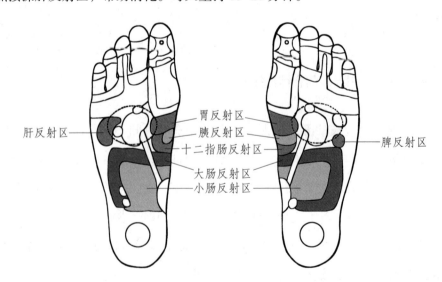

梳理足部消化系统反射区，让您食欲大增。

如何治疗情绪因素导致的食欲不振

我女儿调理过一位妇女。她 50 多岁了，丈夫瘫痪了 17 年，日子虽然艰辛却很幸福。最近，她丈夫突然因心力衰竭去世了。这件事情给她的打击非常大，整天不吃不喝。来我这儿以后，我和女儿经常开导她，陪她聊天，舒缓她的心情。

在帮她调理的时候，我女儿用了三个方法：梳理足部的消化系统反射区、仙人推背和拔罐。

前两个方法不用我多介绍，就是常规的方法，时间都在 15~20 分钟。 现在主要说说拔罐。

我女儿主要在她后背的督脉上拔罐，在 10 天的调理过程中，虽然每次有所调整，但主要集中在背部的胃区和肝区：第一天从大椎穴一直拔到长强穴，沿着华佗夹脊拔一排；第二天就在她膀胱经上的肺俞、肝俞、胃俞和大肠俞上拔。

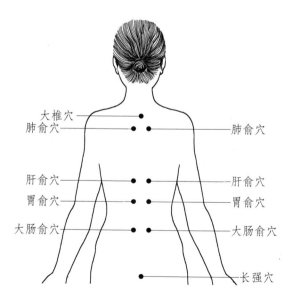

在后背主要穴位拔罐，让全身气血通畅。

061

我女儿给她做完第一次调理后，她就去买了两屉天津狗不理包子吃。第二次做完，她一出门就买了一斤大馅水饺。后来，女儿开玩笑说："这位大姐把我家附近的经济都给带动起来了。"

她以前每天早上都要哭一次，胃口也不好。从那以后，她不光爱吃饭了，心情也好了很多。通过跟我们聊天，她渐渐释然了，逐渐接受了老伴先她而去的事实。

如果您因为情绪导致长期胃口不好，我建议您试一试在后背拔罐的方法。开始的时候，您可以先拔督脉，然后再拔膀胱经，每次 10~15 分钟。当然，首次拔罐或体质弱的人，在拔罐的数量和时间上都要有所减少。时间不要太长，基本上拔 10 分钟就要起罐。要循序渐进，以免身体承受不了，适得其反。

养胃才是养身之本

症状： 胃疼、胃溃疡、十二指肠溃疡，经常性地恶心、干呕、闹肚子。

方法： 1. 两三勺醪糟，用小锅煮开，放进一个打散的鸡蛋，每天喝一碗。

2. 艾灸中脘穴 30 分钟，或者每天用暖水袋焐中脘穴 30~40 分钟；经常肠胃不适者要长期调理，隔 10 天灸一次，连续做 5~6 次；顽固性肠胃不适者可隔姜灸。

3. 按摩足部的消化系统反射区，每天按摩 2 分钟。

4. 在耳朵的胃、食道、贲门、幽门和十二指肠反射区上找痛点，贴耳豆 2~3 天，或每天点按 10 分钟。

胃病一般是因为受凉所致，也有人是因为长期熬夜，或者吃饭不注意，冷一口、热一口的。现在，很多人是不饿不吃，不渴不喝，不困不睡，非得到生病了，才会关注自己的身体，改变不良生活习惯，这是非常错误的行为。胃部有毛病的人，在受寒以后，尤其是在秋冬交替之际（十月份左右），往往是最难受的。

对于胃病有什么调理办法呢？

醪糟巧治胃病

如果是胃溃疡和十二指肠溃疡，可以用喝醪糟的方法来调治。取 2~3 勺醪糟，用小锅煮开，就像我们平日熬稀饭一样。开锅后迅速放进一个已经打散的鸡蛋。这样的醪糟稀饭就能让您的胃舒舒服服。我女儿以前在天津的报社当记者，老是夜里工作，时间久了就得了胃病。我用这个方法给她调理，没多久就缓解了。

这里我说说溃疡。一般来说，贲门疼跟食道不舒服有关，但这种情况比较少见；幽门疼就是东西在那堵住了，动不了啦，然后胃的弯兜儿那溃疡了、破了。往下是十二指肠，它跟胃是在幽门这个部位结合的，这个地方容易溃疡，您只要把胃整个调理好了，幽门就不溃疡了。

醪糟治胃病的法子是我母亲偶然发现的。以前我自己经常胃疼，吃了无数的药、打了无数的针、扎了无数次的针灸，都没有什么明显的好转。这胃疼的毛病到我 36 岁那年才真正好了。当时我母亲会做四川的酒酿，早晨吃完早点后，她就在奶锅里煮点儿酒酿，就是醪糟。煮开了以后，将鸡蛋打散了漂在上面。每天吃完早点我就喝一碗这个醪糟稀饭。后来有一天，我跟我妈说："一到上午 10 点、11 点，我这个胃是热乎的，特别舒服，没准儿我这老胃病要好了啊。"我妈一听，说："这是好事儿啊，反正就当早餐吃呗，没准儿真歪打正着了呢。"

当时是 10 月份，大概吃了 3 个月，来年一开春，阳气往上升，再吃就不舒服了。到这年的 9、10 月份我都没再胃疼，胃溃疡和十二指肠溃疡的毛病也好了。这算是我母亲的一个意外发现，但是后来证明确实有效。

现在，从冰箱里拿出来的东西我直接就能吃，也没觉得胃有什么不舒服。我后来总结了下经验，要治愈就得坚持喝上 3 个月的醪糟。从什么时候开始喝最好呢？热天喝效果不是很大，因为天热不容易坚持。而且，胃病一般是深秋和冬天交替的时候比较爱犯，所以从深秋到过年是最合适的时间。

醪糟除了能够治疗胃疼外，还能催奶。我知道好多四川人坐月子都吃它，因为第一它能保热，让妇女的肚子里感觉比较踏实；第二它能催奶，要是用来催奶的话，放不放鸡蛋就无所谓了。

温灸中脘治胃病

有些人尤其是北方的读者反映，他们有点吃不惯醪糟，觉得味道很馊。我建议这部分读者可以试着用下面的方法。

每次用艾条灸中脘穴30分钟，或者每天用暖水袋焐30~40分钟。

我十几岁的时候患了胃溃疡，疼到最严重的时候，简直不知道怎么办。以前我们家有那种硬木八仙桌，溃疡一疼起来我就得拿桌角顶着疼的地方，桌子都被顶得乱跑。后来是一位老先生用温灸中脘穴的方法给我调理，每次灸20分钟，连着灸了20天，就好多了。现在都是买一个温灸盒，把艾条插进去，可以连续地灸，方便多了。

古代的灸是用什么呢？把艾做成那种小窝头，叫一炷。然后切薄薄的一片姜扎点眼，搁在中脘上。把那个小窝头放在姜片上点着了，点得快到底了，甚至已经到底了也烧不着您的肉，这样连续点五炷就算一次。像古人一样，用温灸的方法给胃以温暖，就能把胃养得舒舒服服的。

曾经有一个患者，一天都没吃饭，晚上吃得急了就开始胃疼。他来我这儿时手捂着胃、哈着腰就进来了。我拿手去摸他耳朵上的胃反射区，刚一探，他就喊疼。

　　我判断这个人是急性胃炎，还有点儿阴寒。我就拿一根艾棒温灸他的中脘穴。过了大约 20 分钟，他说舒服极了，我便又继续灸了十几分钟，他起来后就没事儿了。

　　还有些上了岁数的人，由于年轻时有很多不好的习惯或者受生活条件所限，长期吃得不好，导致老了以后经常出现恶心、干呕、闹肚子等肠胃不适症状。像这种情况就需要长期调理了，一般要连续灸五六个疗程。每次灸 20~30 分钟，10 天为一个疗程，每个疗程之间可休息 3 天。

　　此外，针对这种常年的慢性胃病，就要用到隔姜灸，就是把姜片扎孔，搁在中脘穴和神阙穴上，然后对准姜片艾灸。姜的辣气进入体内后能对付顽固性的消化不良。

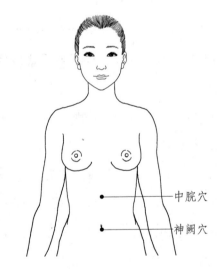

温灸中脘和神阙，轻松应对常年胃病。

　　使用上述温灸的方法时，如果能在足部的消化系统反射区每天按摩 2 分钟，效果会更好。

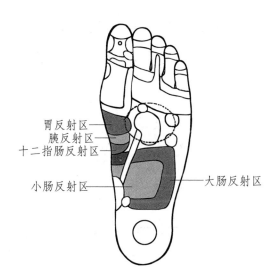

胃反射区
胰反射区
十二指肠反射区
小肠反射区 —— 大肠反射区

按摩足部反射区,双倍提升温灸疗效。

用耳朵治胃病

对付胃病,您还可以找到耳朵上的胃、食道、贲门、幽门和十二指肠反射区,哪儿疼点哪儿,一会儿胃就"焐"得热乎了。

对于一般的胃病,我都是告诉患者在耳朵上找痛点,忍住痛,点按几分钟就会缓解。一般说来,胃病越严重,点起来越疼。

我经常给别人点,点过的人都知道那个疼劲儿,现在我让谁伸耳朵过来,谁都不敢。上次我去北京电视台录节目,录完了,主持人对我说,她们的导播师傅多少年的胃病了,刚才在节目的拍摄过程中还疼得厉害呢。我说:"赶紧让他过来。"他过来后,我让他伸耳朵,大家伙儿都在那儿偷着笑呢,他自己也不知道怎么回事。我用磁棒在他耳朵上找痛点,果然,点到胃反射区的时候,他疼得差点儿从椅子上蹦起来。我按住他继续点,点了大概几分钟。

在场的观众和工作人员都在那儿龇牙咧嘴地帮他使劲儿。后来他说，开始的时候钻心地疼，后来慢慢地忍住了，胃里就开始暖呼呼的了。

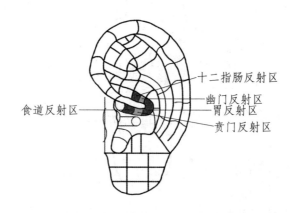

十二指肠反射区

幽门反射区

胃反射区

贲门反射区

食道反射区

忍住耳朵疼，换得胃里暖。

您如果赶上出差在外、跟朋友聚会或者正在工作中急性胃疼犯了，手边又暂时没有醪糟、艾条，做脚上的胃反射区也不方便，就可以直接点耳朵上的胃反射区，找到最痛的地方直接点压。

有的时候，您自己觉得是胃疼，其实可能是贲门疼、幽门疼或者是十二指肠疼。此时，自己光凭感觉没法儿辨别，在耳朵上就能找得准了。点按这几个地方，哪个点最疼，就是对应的那个脏器出了毛病。

当然，您要是自己下不去手，忍不了疼，也可以用贴耳豆的方法，在上面说的那几个反射区贴王不留行籽。您也可以把云南白药的保险子打成粉，包裹住王不留行籽再贴，或者直接把王不留行籽和云南白药都打成粉，加点水，制成小的膏药贴在耳朵上的胃区。

胃下垂：帮助迷路的胃回家

症状：胃下垂。

方法：1. 在脚下胃反射区，用大拇指往上推，推 36 下。

2. 用四位一体基础法培补肾、脾和血海穴。

3. 在肝俞和脾俞拔罐。

注意：吃完饭后躺半个小时再起来活动。

胃下垂的人一般比较瘦弱，尤其是老年人容易得这个病。我曾经接触过很多这样的患者。

有个老太太 70 多岁，体重 70 多斤，特别瘦，还特别要强，爱干活。她胃下垂非常严重，让她喝一口水，紧接着用手摸着她的胃，就感觉水过来了，像有一个小圆珠滚下去，非常吓人。

我给老太太提了个建议，吃完饭不要着急活动，就劲儿躺下，半小时以后再起来收拾碗筷。因为她脾虚，肌肉和内脏器官可能萎缩了，而饭后劳作会使食物未经消化就往下沉积，只会给胃增加负担。

我给她按揉胃的反射区，同时加强对脾的刺激。一般脾胃不好的人，在做足部反射疗法时都是按胃、胰、十二指肠这个顺序点按，各 36 下。

另外，我用四位一体基础法培补她的肾、脾和血海，使她气血相通。 这

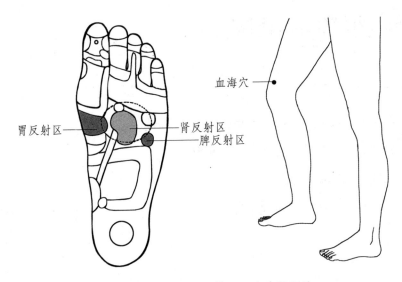

疏通这几个部位，等于给全身做保健。

样等于是在调理了消化系统的五行顺化之后，再疏通全身的气血，相当于给全身做保健了。

有条件的话也可以在肝俞和脾俞拔拔罐。

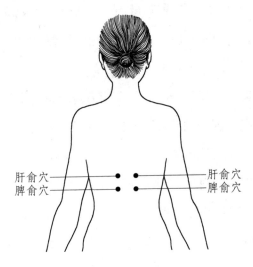

在肝俞、脾俞拔罐，促使气血畅通。

　　我建议老年朋友吃完饭要先平卧一会儿，让胃里的食物消化后再起身活动，否则到了胃下垂的地步就很被动了。已经患有胃下垂的朋友，饭后半小时，自己在胃反射区用大拇指往上推一推，推 36 下就行，坚持一个月，您就会感到胃下垂明显改善了。

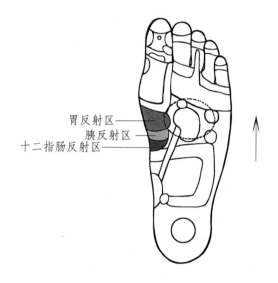

胃下垂了，自然要从下往上推。

呃逆症：经常打嗝肯定是脏器出了问题

症状：一直打嗝。

方法：1.偶发性打嗝：一口气喝13口水，连续地、小口喝。

2.经常性打嗝：①在脚背的横膈膜反射区横着推
100下。②仙人推背——从上往下，然后再从下到
上，连续推背15分钟。

有人吃完饭以后习惯性地打嗝，这是怎么回事呢？这种情况偶尔发生一次不算是病。有时候是吃饭太快了，气儿没顺下去就往上逆了。还有突然着点儿凉也容易打嗝。这些情况就是一口气没喘好，跟呃逆不太一样。像这样的情况，一般喝13口水就行了。小口喝，一口气连续喝13口，把凉气压下去就好了。

但是如果有人经常打嗝的话，那肯定是脏腑出了毛病。另外，像胃火大、脾胃虚等都会导致打嗝。

有一位离休干部住在中医附院，呃逆不停，吵得其他住院的人不能休息。一位副主任医师把他介绍到我这里，告诉我，他一个劲儿地打嗝，住院的人都被吵得闹着要出院。

我就在足部梳理他的消化系统，在横膈膜反射区用补泻一步法横着推了100下，效果正如他的女婿所说——"戛然而止"。"真没想到，半个月不停地

打嗝，不能吃喝不能睡觉，吃药针灸都没奏效，但现在就这么一下子就给弄好了，这下可舒服了。"老人一边说，一边双手合十，连连拜谢。

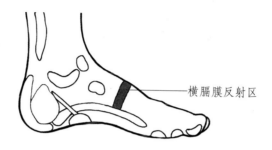

横膈膜反射区

打嗝了，赶紧推按横膈膜反射区。

这里还提醒大家注意，有的孩子刚刚懂事，大人越到吃饭的时候越说他，这个孩子就容易打嗝，所以孩子吃饭时大人不要说他。

老年人一旦长期打嗝，家人就一定要特别注意了。我朋友接诊的一个患者，老爷子 78 岁了，一直打嗝不止。他打嗝的声音很洪亮，说话声音也特别响，满面红光的，整个人处于亢奋状态。这种嗝属于肾水衰竭，就是说阳气外泄太多了。这样的人得急救。

老人打嗝其实是可以预防的，用"推背"法就可以。从上往下，然后再从下往上，就是从大椎穴推到长强穴，再从长强穴上推到命门穴，反复推 15 分钟。这个推法有几个地方受益，脊柱受益，华佗夹脊受益，马尾神经受益，膀胱一经二经全受益，所以整个背部的阳气都生发起来了。这个方法，把五脏六腑一起调理了，就能达到脏腑间五行生克的平衡。这个方法不仅对打嗝有很好的疗效，也是老年人保健的基础法。

建议子女们每周给父母推背两次，把全身的脏腑都调顺了，就不怕他们再得什么大病了。

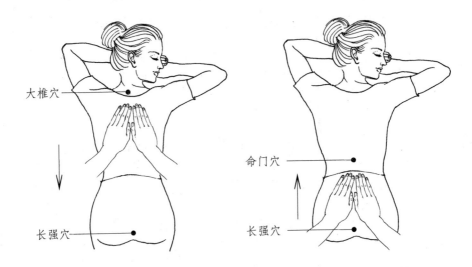

经常推背，送给父母一个健康体魄。

便秘：学会时常给肠子"洗澡"

症状： 顽固性便秘。

方法： 1. 每天晚上泡完脚后，依次刮按右脚上的升结肠、横结肠反射区，左脚上的横结肠、降结肠、乙状结肠、直肠、肛门反射区，然后蜷起四指，从上往下刮小肠反射区。

2. 在肚子上垫一层布，中指搁在神阙穴处，一上一下地点按。

现在患便秘的人不少，而且很多人都是常年的顽固性便秘。在这里我要向您介绍对付顽固性便秘的一些常见调理方法。

刮按脚底肠反射区，给肠子"洗澡"

您看过足部反射区挂图会发现，横结肠、降结肠、乙状结肠、直肠，还有右脚底的升结肠，这片区域有很多弯道，拐弯的地方肯定会有死角。这就像我们过去冬天生炉子的时候清理烟囱，烟囱拐弯的地方肯定是灰比较多。同样的道理，在与我们的反射区对应的大肠上，拐弯的地方也会长年积累一些排不出去的宿便。要想把宿便清理出体外，您就要一点点把拐弯的地方揉开。

　　有便秘的人每天晚上泡完脚以后，按图中箭头所指的方向，右脚从升结肠、横结肠反射区一路刮过去，左脚从横结肠、降结肠、乙状结肠、直肠、肛门反射区挨着刮按下去。然后蜷起四指，在小肠反射区从上往下刮，就能全面促进肠道的蠕动。

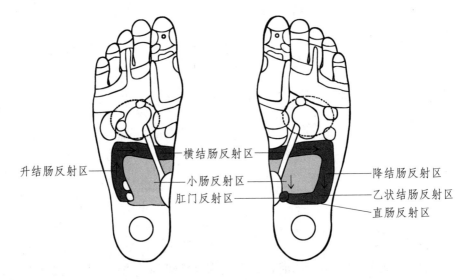

升结肠反射区
横结肠反射区
小肠反射区
肛门反射区
降结肠反射区
乙状结肠反射区
直肠反射区

从左脚到右脚，从大肠到小肠，把宿便刮出体外。

点按肚脐神阙穴，和胃理肠

　　便秘有时候也跟自身的体质有关系，比如我自己就是内燥的体质。我母亲在怀我的时候，她跟别人学吃益母膏来补身子，但是益母膏本身火气比较重。结果我在她肚子里待了近12个月才出生，快赶上岳飞了！我生下来的时候头发都过耳朵了，眼睛里好多眼屎，也不像别的小孩一样寸屎寸拉，从刚生下来就一天一截两截地大便，很干燥。这就是属于先天内燥的体质。到了两三岁的时候，我每天必须吃冰激凌，今天不吃明天不拉。我记得 1959 年的时候，我到北京住了 15 天，这 15 天都没解大便。

对于自己便秘的情况，我也尝试了很多办法。除了上面说到的按摩足底外，还有一个更简便的方法，就是点按神阙穴：在肚脐上垫一层布，中指搁在神阙穴处，一上一下地点按。

有一次，一个编辑来采访我，他那几天正闹便秘。我告诉他这个方法，结果他做了没 10 分钟就去上厕所了。这方法基本上都是十几分钟就管事儿，如果迟钝点的，晚上点，第二天早晨 5~7 点这段时间就会有排便的感觉。

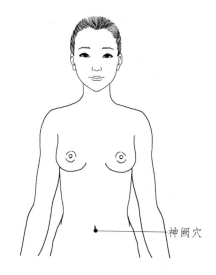

神阙穴

中指点按神阙穴，便秘不再来。

我现在天天晚上用这个方法，一天一次，感觉挺好的。先天内燥或者后天虚火上扬、虚火比较重的中老年人，甚至包括孩子，都可以用点按神阙穴的方法来治便秘。

痔疮：都是便秘惹的祸

症状：痔疮。

方法：1. 在脚上的肛门反射区找最疼的点按揉，顺 36 圈，

逆 24 圈，每天 2~3 次。

2. 在后背的长强穴到命门穴之间使劲来回横搓 100

下，每天一次。

3. 每天用 3~4 片无花果的叶子煮水，热熏肛门。

足部反射区治痔疮

现在得痔疮的人很多，主要是便秘造成的，当然也跟久坐有关系，还有怀孕的妇女坐胎时把痔疮给"坐"出来的。

一般来说，患者来找我时都不说是来治痔疮的，只是我在做全脚梳理的过程中，发现他们的肛门反射区有疙瘩，然后我就问他们是不是有痔疮，一般人都不好意思说。我也不多问，就在他脚底找一个痛点，加强做。现在好几个患者都跟我说，痔疮好多了。

这个方法很简单，您自己在家就能做，就是在脚上的肛门反射区找最疼的点按揉，顺 36 圈，逆 24 圈，每天 2~3 次。学会了这个方法，您就能摆脱痔疮的困扰。

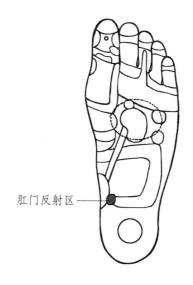

肛门反射区

点按肛门反射区，摆脱痔疮困扰。

搓后背治痔疮

除了在脚底的肛门反射区推按能促进排便、润滑肠道以外，您还可以在后背的长强穴到命门穴之间，来回横搓，使劲搓上 100 下。每天这样搓一次，能很好地调治痔疮。

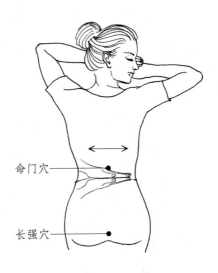

命门穴

长强穴

来回横搓后背，不受痔疮之累。

　　还有一种方法是每天用 3~4 片无花果的叶子煮水，热熏肛门，这对治疗痔疮也能起到很好的辅助作用。

腹泻：脚后跟有神奇止泻点

症状：腹泻，一天拉肚子 3 次以上。

方法：在脚后跟找到疼点，即止泻点，用小棍或者其他又
　　　　细又硬的东西敲 18 下。

　　俗话说，好汉也架不住三泡稀。如果您一天跑三趟以上的厕所，就说明是腹泻了。大部分人觉得腹泻算不上什么大病，但严重的话可引起脱水，尤其是老人和儿童，身体抵抗力弱，更不能掉以轻心。

　　腹泻一般是因为着凉或是吃了不干净的东西，如果不是特别严重的话，可以用下面这个方法：趴到床上，把两只脚的脚后跟露出来，在每只脚的脚后跟中间偏里侧，找到一个疼点。然后，用小棍或者剪刀把儿之类又细又硬的东西，竖起来敲这个疼点，敲 18 下。这样做了以后，腹泻的人顶多再拉一次就不拉了，这个疼点就叫止泻点。要是小孩子腹泻了，怕用小棍敲太疼，您就可以用食指代替小棍，效果也是一样的。

　　去年在延庆上课时，我在课上就跟学生说，用小棍敲脚后跟可以治腹泻。一个学生说："老师，我从早上起来到现在拉三遍了。"我说："那好，正好给大家现场示范，看看管事儿不管事儿。"我让她趴在按摩床上，在旁边找了一个小棍，一边脚后跟敲了 18 下。

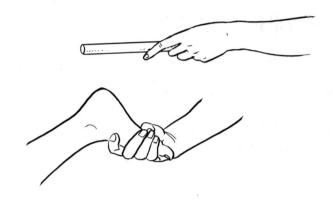

用小棍或剪刀把儿敲 18 下脚后跟，可以止泻。

后来到那天的课上完了，那个学生也没再跑厕所。如果情况不见好转或粪便中带血，那就要看医生了。

学生们都说教科书里没这招，但这招就解决问题了。

提醒一下，脾胃虚的人尤其不要喝凉水，要喝温水或热水。脾胃虚的人喝凉水最容易导致腹泻。

对于老年人的五更泻，我要特别说说。为什么叫五更泻呢？早上四五点相当于古时候的五更，因为泄泻是在这个时候发生的，所以就叫五更泻。经常五更泻的人一般气血虚，有时候自己也搞不清楚到底是醒了就想上厕所，还是因为要上厕所被逼醒的。对于五更泻，用小棍敲止泻点也管用。

胆结石：胆囊也需要定期"大扫除"？

症状： 胆结石。

方法： 1. 重点梳理脚上的脑垂体、脾、上下身淋巴和右脚

肝、胆反射区，每天 20 分钟。

2. 在足部的胆反射区贴敷云南白药。

3. 吃云南白药的保险子，每天 1 个，连吃 20 天。

4. 在耳朵上的胆反射区贴王不留行籽。

5. 喝金钱草泡的水。

我认识一个患有胆结石的朋友，他犯病时真是疼得死去活来，家人眼看着他遭罪，却束手无策。

因为他家在外地，所以我给他调治了几次后，就把这套方法教给他的女儿和女婿，让他们回家后坚持给父亲做。

这里我要先说明一下，您在用足部反射疗法调理之前，最好先照一照 B 超，如果结石直径在 0.4 厘米及以下就可以做。如果胆结石直径在 0.6 厘米左右，您就要慎做。因为胆总管的内径差不多为 0.5 厘米，做的时候就可能因为刺激过度导致结石掉到胆总管上。

怎么做呢？先重点做脑垂体反射区，然后按揉左脚的脾反射区，再按上下身淋巴和右脚肝、胆的反射区。这种日常的保养也不需要用什么特殊的手法，

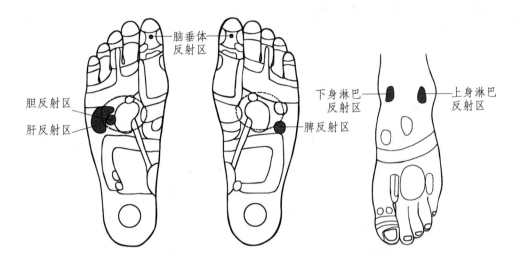

脑垂体反射区

胆反射区

肝反射区

下身淋巴反射区

上身淋巴反射区

脾反射区

梳理这些反射区的同时，用云南白药贴敷胆反射区。

就是一般的推按和梳理，每天 20 分钟。最后，在足部的胆反射区贴敷云南白药。

另外，我还让他回家吃云南白药的保险子，每天 1 个，连吃 20 天。

胆系统的毛病一般都可以用上面的方法来调理。您如果患的是泥沙型的胆结石，可以一边梳理前面所说的那几个反射区，一边喝点金钱草泡的水。对于胆结石这种毛病，现在医学界总体的看法还是认为不见得非做手术不可。手术只是治标，反射疗法则是把胆的自愈功能给激活了。您只要让胆囊里气血通畅，它就不可能淤积。这就相当于自己家的屋子，如果总是定时打扫，肯定没有蜘蛛网，地上也不会有尘土堆积。

另外，日常给胆囊"大扫除"的方法还包括平时多泡泡脚，多敲打敲打胆经和肝经等。您还可以在耳朵上的胆反射区贴王不留行籽，给它一个持续的刺激。还是遵循前文提到的原则，如果结石直径在 0.6 厘米左右，要慎贴。

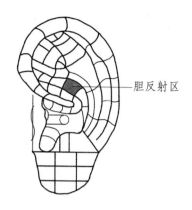

胆反射区

在耳朵上贴耳豆，也是治疗各种胆病的好方法。

　　对于胆结石、胆囊肿、胆息肉的调理还有一处十分有效的反射区，在左脚第四趾外侧。有一位患者经西医检查后发现3个大的、8个小的胆息肉，我们给他在这个反射区调理了6~7次后，他再去医院检查，8个小的胆息肉没了，3个大的也变小了。

肾结石：多喝水就是最有效的方法

症状： 肾结石。

方法： 1. 喝还阳水。

2. 点按或推揉脚下的肾、输尿管和膀胱反射区 20

分钟。

3. 用金钱草泡茶，每天喝。

肾结石一般是钙质在尿液中和草酸或磷酸沉淀在一起形成的结晶。

结石的大小不一样，小结石能够由尿道排出；大的结石呢，可能就卡在泌尿系统出不来了。它不仅影响排尿，还会导致腰痛。结石大小跟疼痛关系不大，但这个结石是否移动跟疼痛的关系就大了。结石不移动，不会感觉疼。较小的结石移动时，产生的痛感反而比较强烈，而且任何时间都有可能发作。

预防肾结石最有效的方法就是多喝水。经常喝还阳水能使人大便顺畅。把滚开的水倒入保温杯中，盖上盖子，凉一宿，这个水就是还阳水了。盖上盖子后，热水中的水蒸气跑不出来，升到盖子上冷却之后变成液态水又掉了下来。这样反反复复以后，水的味道也改变了。不信您可以试试，把沸水同时倒入两个杯子中，一个加盖，另一个不加盖。第二天清晨再喝，两杯水的味道就有很大差异。加盖的这杯水，古人就称它为还阳水。等大家养成了每天早上大便的习惯，您的身体就形成了一个良性循环。身体里的垃圾能及时排出来，肾里面就没有理由再形成结石了。

有一个大企业的副总得了肾结石，一开始，他在天津的大医院治疗的时候，疼得来回打滚，医生就经常给他打杜冷丁（哌替啶）。他大姨姐跟我认识，看他那么痛苦就跟他说："要不你让杨老师给看看。"他的司机就把他给送过来了。我灵活运用按、揉、推、刮四位一体基础法，给他梳理脚下的肾、输尿管和膀胱反射区。第一只脚还没做完，他就拿起电话跟他的秘书说："办出院手续，我不住院了。再住下去，我的病没治好，倒成了杜冷丁的依赖者了。杨老的手可比那杜冷丁强百倍。"后来我就坚持在足下反射区给他调理，每天做半个小时。

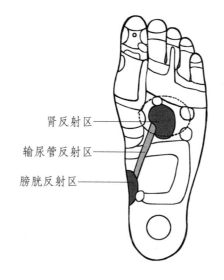

肾反射区
输尿管反射区
膀胱反射区

得肾结石了，当然要先点按肾反射区。

同时我让他买点金钱草泡茶喝。金钱草在中药店都能买到，最好选老药，晾干的那种，要是买到新鲜的最好先炒一炒。

前 10 天我稳稳地做，并让他喝金钱草泡的水。到第 11 天的时候，我给他加劲做。在做之前，我让他先喝两杯水，做完一只脚再喝两杯。喝完就让他去跳绳，结果到第 13 天结石就下来了。

肾结石不是什么了不起的顽症，您用我上面说的方法就能把结石给化解了。

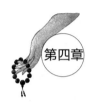

第四章

人生最贵气韵深
——心肺功能调理法

心心相印的日常保健法

症状：心烦、胸闷、气短、腹胀、没胃口。

方法：1. 请家人把双手搓热，左、右手心分别放在自己后
背的至阳穴和胸口的膻中穴，后面那只手不动，前
面那只手先按顺时针方向轻揉 100 下，再按逆时针
方向轻揉 100 下。

2. 用大拇指在左脚的心脏反射区，平稳地往上推 10
分钟。

3. 每天拍手 200 次，根据身体舒适程度增加次数和
力度。

心脏不好的人最怕刺激，那么平常的时候您就要多做一些让自己安心的
事情。每天保持好心情，多想一些让自己宽心的、开心的事，别因为心脏不
太好就整天心慌慌的，给自己不好的暗示。

心心相印，每天必做安心之法

如果家里人有谁心脏不太好的，我教给您一个方法，我叫它"心心相印"
按摩法。您每天给他做十几分钟，效果绝对好。

　　具体做法是：把双手搓热，一只手的劳宫穴放在背后的至阳穴，另一只手的劳宫穴放在前面的膻中穴，两手掌心相对，后背的手不动，前面的手平稳地先按顺时针方向轻揉 100 下，再按逆时针方向轻揉 100 下。在使用这个方法的过程中，两个人都要保持安静，心里也要很平和。

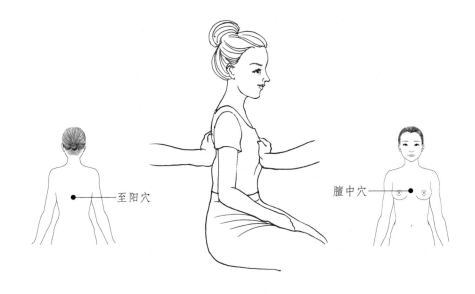

　　至阳穴

　　膻中穴

双手的抚慰就是很好的补心药。

　　有一次，一个出版社的编辑来我这儿谈书稿的事。谈了一会儿，我发现他眼神散乱，精神老是不集中，老用手捂着胸口和肚子。我问他怎么啦，他说这段时间挺忙的，没休息好，老觉得心里和肚子里堵着什么东西，闷得慌。我说："先别谈了，我给你做一个'心心相印'疗法吧，做完后把精神打起来再跟我谈工作。"

　　我叫他坐好，把眼镜摘下，闭眼、放松、腰挺直。做完后，他说："我感觉鼻子一下子畅通了，眼睛也亮了，看东西好清楚，现在我懂什么叫神清目爽了。"我说："你完全可以把膻中穴称为'开心果'。你要是郁闷，吃不下饭，按住膻中揉一会儿就会觉得心胸舒畅很多。"

这个方法其实是把他的前后心全保护起来，疏通身体里的气，气通了，人就会马上觉得很舒服。其中，膻中穴是气穴，刺激它就能通心、肝、脾、肺、肾这些脏器。只有这些脏器气机畅通了，人才会有精气神。

我还告诉他，这是一个胸腹部的基础保健大法，只要你胸腹部不舒服了，都可以请家里人来给自己调理，一做准灵。

针对脏器的不同情况，揉的次数也不一样。心脏不舒服，在膻中穴顺时针轻揉 100 下，再逆时针轻揉 100 下；要是脾胃难受，就按顺时针 800 下、逆时针 800 下的方法来揉。

这个方法您也可以自己给自己做，不过得躺在床上，后背必须躺实，不能说话，否则效果就差一些。躺下来以后，右手在下、左手在上按在膻中穴，平稳地、有节律地顺转 100 下，逆转 100 下。这时候，您会觉得心里非常安稳。如果能坚持天天做，效果当然更好了。

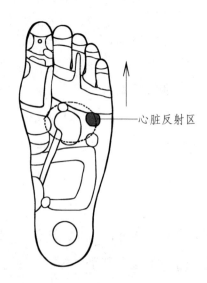

脚下的心脏反射区最听手的话。

这样做完之后，再用大拇指在左脚的心脏反射区很平稳地往上推 10 分钟。为了把整个心脏都照顾到，我一般建议大家用大拇指横着往上推，这样就能给心脏一个周到、细致的安慰。

每天拍手，心脏强壮不用愁

一般人稍微有点心律不齐就觉得很紧张，认为自己心脏有大毛病了，马上到医院找医生，折腾到最后，可能钱花了不少，效果却不大。

在我看来，心脏的毛病不是不治之症。只要您平时注意保养就没什么大事儿。五年前，我自己就有点儿心律不齐，在大拇指根部有很多紫筋，还有十字冠心纹。有一次单位搞活动，组织吹气球，我爱逞能，一口气一个，吹气时没感觉，但吹完后过了一阵，我就不舒服了，出现了心律不齐、心悸等多种冠心病症状。从那天以后，我就坚持每天拍手，拍 300 下左右。刚开始拍的时候，手会起刺，起完刺手掌就有裂纹了。但我没管它，只暂时减少了拍手的次数，减轻了拍的力度，慢慢适应了以后，我又逐渐把次数加上去。拍到最后，我就发现那根紫筋消失了。

心肺功能不好的人，刚开始拍手的时候可能越拍越难受，不必慌张，这种难受是身体的一种本能保护反应。我之前说拍手要从 200 下开始拍，逐步递增到 800 下、1000 下。但是，您不必拘泥于此。开始的时候，您可能拍不了 200 下，心律也会有些变化，那就能拍多少下就拍多少下吧，只要每天坚持，循序渐进，量力而行就可以了。

我把我亲身用过的，对缓解心律不齐和保养心脏有特效的拍手保心法推荐给大家。心脏有毛病的朋友，您只要坚持下去，假以时日，肯定会有欣喜的改变。

心绞痛：功同救心丸的突发急救法

症状： 心绞痛，心悸。

方法： 1. 在膻中穴周围一指宽的地方，上下左右分4点，

每点分别按揉，顺9圈，逆6圈。然后在膻中穴按

揉，顺36圈，逆24圈。

2. 用右手大拇指指尖，最好是把大拇指倒立过来，

重力掐揉左手大鱼际9下。

注意： 心衰比较严重的患者，不要使用膻中穴按摩法。

　　心脏不太好的人，脚下的心脏反射区就会有一个小硬疙瘩，这属于器质性的病变。50岁以上的人，如果心脏反射区有软的疙瘩，那就属于功能性的病变了。就像自行车，骑着骑着闸也不灵了，铃也不响了，胎也该补了，这属于功能性的；如果是这辆车一下子撞了，圈都弯了，那就是器质性的。另外，如果心脏反射区往脚趾方向拖得很长，比正常的反射区大，而且在上面出现横纹，那心脏的毛病就比较严重了。这时，通过按揉心脏反射区，看看里头是有硬物、气泡还是条棱，就可以判断心脏受伤害的程度，这是一个层层递进的过程。

　　心脏病虽然是一种慢性病，一旦发作起来，麻烦就大了。一般心脏有毛病的人很容易突发心绞痛、心悸等。

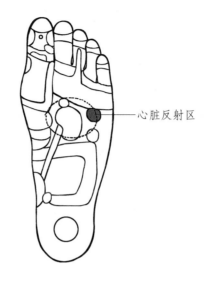

心脏反射区

经常观察心脏反射区，健康状况心中有数。

梳理膻中穴，开启心灵之窗

我的一个学生还在服务场所工作的时候，有一次，他正在给一位客人做保健按摩，突然发现与客人同来的助手躺在床上，表情十分痛苦。他就问这位先生哪儿不舒服。客人告诉他，自己的助手才 30 多岁，以前得过心绞痛，已经做过三处搭桥手术，但现在每天还是得疼几回。我这个学生就主动说："我跟老师学过调理心脏病的方法，我来给这位先生治治吧。"

他用的是生克补泻法，首先在膻中穴周围一指宽的地方，上下左右分 4 点，分别按揉，顺 9 圈，逆 6 圈，梳理膻中穴周围，使周围的环境达到一个平衡。然后在膻中穴加大力度按揉，顺逆的圈数分别是 9 的 4 倍和 6 的 4 倍，也就是顺 36 圈，逆 24 圈，这样就又达到一个五行生克的平衡。

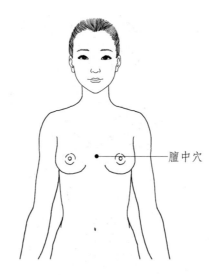

膻中穴

在膻中穴用生克补泻法，就能缓解心绞痛。

短短几分钟以后，那个人就觉得非常舒服了，用他的话说就是"觉得心里像开了一扇窗似的"。

半个月后，那位老板驱车来到这个学生工作的地方，要他辞职，并请他做私人保健医生，给出的条件是年薪6万，另外送一辆车、一套房。这个学生以他精湛的技术赢得了优越的生活条件，而那位心脏病患者，经他做了几次按摩后，心绞痛的毛病就一直没有再犯过。

心脏问题比较严重的朋友，居家自我调理的时候，可以把顺转、逆转的圈数增加。比如说，周围四点可以是顺36圈，逆24圈，中间则是顺90圈，逆60圈，这样就能达到一个五行生克的平衡，心脏也会因为这种平衡而十分舒坦。

我的一个学生，经常性地心颤、心脏缺血、心律不齐。有时候他睡觉睡得不好或者生点儿气，心脏就会没节律地哆嗦。我是2004年给他治的，就是用上面说的这个生克补泻法。做完第一次后，他觉得特别好，说心里一下子亮堂了，舒服很多。隔了几天，我又给他做了一次，他说："老师，您知道一辆生了锈的破车刚上完油是什么感觉吗？一开始骑不动，到后来那个滑润啊！我的心脏现在就是那样的感觉，40多年都没这么舒服过了。"我用这个方法给他治疗了两次后没再治过。后来他出国了，2008年过年还给我打电话，说他以前心脏震颤、心律不齐的毛病从我给他治了那两次以后就一直没犯过。

有一点需要注意，如果一个人脚底的心脏反射区轻轻地摸上去就很疼，那说明他心衰到了比较严重的程度，这种情况下最好不要使用上面的方法。

掐揉大鱼际，胜吃救心丸

心脏不太好的人最担心的就是突发情况，如果这个时候救心丸没带在身上，那就更是束手无策了。您不用着急，现在我教给您一个心脏急救的方法，您学会以后，不管是给自己做还是给家人做，效果都非常不错。

如果突然心悸、心绞痛、胸口憋闷，特别不舒服，请马上先用药，在用药的同时用右手大拇指的指尖掐揉左手的大鱼际，用重力狠狠地掐9下，最好是把大拇指倒立过来，利用这样一个强力刺激来缓解心脏的压力，再拍四五下时会有出汗的感觉。中医理论上心主汗，在强烈的刺激下心血管扩张了，所以出汗了。出汗不是目的，心血管扩张、血流畅通了，顿时胸闷气短的现象就消失了。它所起的作用和心脏搭桥手术相同，只是手术后要长期靠药物调理，会引发胃、肝、肾新的伤害。

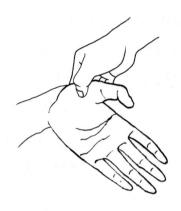

左手大鱼际就是随身携带的救心丸。

这个方法还可以用来做日常保健，具体做法与急救时有些不同：把您的左手举得与心脏一样高，用右手拇指在左手大鱼际按顺时针方向按揉 81 下。轻轻地按揉，不要使很大劲，把手放平就行，没必要站起来。

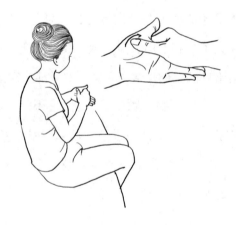

左手抬到与心脏同高，是此动作的要领。

不管是日常保健还是治疗调理，我建议尽量在中午 1 点这个时间来做，包括我自己给别人调理心脏的毛病，也是尽量选这个时间。

总之，不管是自己做还是给别人做，做的时候都要用心去想。哪里不舒服，您的心就想到哪里，手就做到哪里。

这个方法是我从季氏手诊手疗创始人季秦安先生的书中看到的，后来我推荐给很多人，他们用完这个方法后都觉得效果不错。更多的人反映说，使用这种方法还增进了家人之间的感情。

所以，您别小看这么一个小方法，我觉得应该普及每一个人身上，普及每一个家庭里面。这样，轻轻松松就能把真情由手及心地传递到亲人身上。

低血压：手指上有稳定血压的妙方

症状：血压低。

方法：1. 点按肾上腺反射区 8~10 下，快速升压。

2. 大拇指和中指捏住另一只手中指两侧面，从指根轻抚到指端，手心朝上，每只手各做 81 下。男同志先做左手，女同志先做右手。

对于很多中老年人来说，血压的高低似乎是衡量身体健康状况的一个硬指标，往往身体有点毛病就先去量量血压。一量血压，绝大多数人多少会有点问题。

平时经常按摩反射区，就能起到很好地稳定血压的作用。但有一点需要说明，按摩反射区的时间不要太长，十几分钟就可以了。另外，您最好用一个工具来按摩，因为大拇指是大脑的反射区，总是用大拇指来做的话，很容易引起大脑的颅压升高，血压反而受影响。所以，我建议您用玉石或砭石做的按摩棒来按，效果会更好。

相对于高血压来说，低血压比较好调治。比如，脚底的肾上腺反射区就具有升压的作用，一般来说点按 8~10 下就能很快升压。当然，这个方法是应急用的，如果想长期稳定血压的话，您还是得用抚摸中指的这个方法。

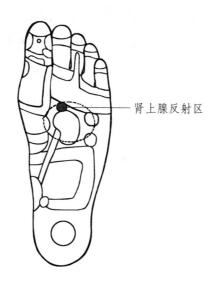

肾上腺反射区

点按肾上腺反射区，就能快速升压。

具体来说，用大拇指和中指捏住另一只手中指的两侧，从指根轻抚到指端，手心朝上，每只手各做 81 下。男同志先做左手，女同志先做右手。这个方法来自于季氏手诊手疗创始人季秦安先生，我自己一直在用，效果很不错，所以推荐给大家。

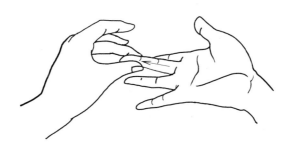

升压要手心朝上，从指根抚到指尖。

101

　　我自己就是低血压，我经常跟人开玩笑说自己吃饭只是比鸟吃得多点儿，跟猫吃得差不多。我怀老大的时候吃得少，饭量太小，加上营养缺失，血压很低。这时，除了饮食上要多注意调整以外，还要每天练习中指轻抚法。别小看这个动作，我身边很多老人就是通过这个方法把吃了多少药都治不好的病给调理好了。

高血压：切记不可乱吃药

症状： 高血压。

方法： 1. 将拇指放在大脚趾根部，与趾根关节线十字交叉，每天掐揉 36~100 下。

2. 用大拇指和中指捏住另一只手中指的两侧，手心朝下，从指尖轻抚到指根，每只手各做 81 下。男同志先做左手，女同志先做右手。

3. 手上搽点油，从两眉之间到鼻子尖处点按，边点按边往下捋。

4. 取七颗花生米泡醋，一天泡一颗，第七天吃第一天泡的。依此类推，一天一颗。

　　很多中老年人都有血压高的毛病，经常会头晕头痛、耳鸣健忘、失眠多梦。年纪大、血压又高的人，血管脆，容易爆裂。很多心脑血管疾病都跟高血压有关系。我有个大嫂，平时血压高，性子急，又有便秘。有一天，她上完厕所一站起来就摔倒在那儿，当时就被送去医院了。她在抢救着的时候鼾声如雷，医生说这是因为她的血堵满了脑子。抢救了 3 天，最后还是没能救过来。

　　所以，血压高的人要是身体各处都流畅，大便也挺痛快的话，根本不会出现这个问题。

现在很多得高血压的人都是靠每天吃药维持着。其实患了高血压不能乱吃药，吃多了您的肾就该闹腾了。有些降压药，吃完后容易伤肝伤肾，真是贻害无穷。但现在很多人就觉得吃药管事儿，身体上和心理上都形成了一种依赖，总觉得不吃药不行。有些患者觉得治疗高血压，就是大医院也没有什么好办法，就您这样摸摸按按就能治？老不信，这是很多人的偏见。下面这些方法，您试试，相信您试完以后就会改变之前的想法了。

正常情况下，人的脚趾趾根两条横线之间是平的。如果这两条线之间是突出的，就说明此人血压高。这里大家还要注意一下，如果拇指根部只有一条线则是贫血的表现。

现在向大家介绍一种防治高血压的小方法：将左右手拇指分别放在左右脚大脚趾根部，与趾根关节线十字交叉，每天掐揉 36~100 下。坚持一段时间，血压就会慢慢降下来。

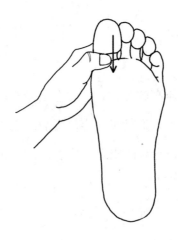

在大脚趾根部十字交叉，也可以降血压。

低血压可以用轻抚中指的方法升压，高血压也可以用这个方法来降压。具体做法是，用大拇指和中指捏住另一只手中指的两侧，手心朝下，从指尖轻抚到指根，每只手各做 81 下。男同志先做左手，女同志先做右手。建议有高血压的人每天这样做做。

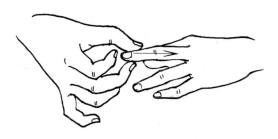

降压要手心朝下，从指尖抚到指根。

另外，可经常在两眉之间到鼻尖处点按，边点按边往下捋。而且要顺着一个方向，不要来回点，感觉有点痛就行，这样也可以降压。但是这个力度一般不太好把握，那就在手上稍微搽点油，这样就不至于划伤皮肤了。

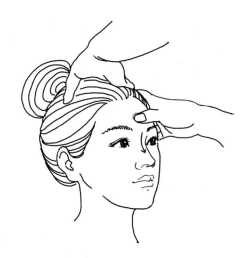

从两眉之间往下捋，血压也会随之下降。

　　还有一个方法就是吃泡过醋的花生米。您可以在一个小的玻璃器皿里放上醋，取七颗花生米，一天泡一颗，第七天吃第一天泡上的。按这样的顺序坚持吃一段时间，就会有很好的作用。

　　如果您觉得上面这些方法都比较麻烦，那我再告诉您一个坐着就可以缓解高血压的方法：坐在床边，尽量仰头往上看。一开始，您或许只仰到45度就觉得头晕了，这时，把头缓缓放下来，休息一会，再往上看。切记不可操之过急，多看几回，慢慢就能适应了。

　　注意：一定要持之以恒。病是一点一点积累起来的，要想调治也得一点一点地调。

　　有高血压的人平时要少吃肉，尤其是肥肉。我怀我姑娘的时候有高血压，当时特别担心会出现子痫。我那时高压最高达到了190mmHg。生完小孩后我就用上面的这些方法给自己调理，高血压从此就没再犯过了。

高血脂：吃吃喝喝就降脂

症状： 全手发红，有白色的脂肪球。大鱼际饱满突出，比

小鱼际高出一块。

方法： 1. 大黄粉装胶囊，每个胶囊 0.5 毫克，每天 3 次，每

次 1 个。

2. 喝洋葱保健酒。

3. 每天清晨喝一杯还阳水。

高脂血症就是指胆固醇、甘油三酯、脂蛋白三项超标。

一般患有高脂血症的人会全手发红，手掌心有星星点点的白色脂肪球，而且大鱼际饱满突出，明显比小鱼际高出一块。如果拔罐的话，罐周围的皮肤颜色深，中间却发白。

对付这种病症，我通常用生大黄粉装成胶囊，每个胶囊 0.5 毫克，用水冲服，每日 3 次，每次 1 个。这样坚持 2 个月后，病情就会有明显改善。

大黄被人们称为将军，一听这个名儿就知道它是多么厉害了。当人体内血流不畅的时候，大黄能去瘀血，让血脉畅通。

还有一个方法是用酿造的葡萄酒泡洋葱，一定要用酿造的葡萄酒，不要用勾兑的。

具体做法是：将一个洋葱按十字切开，放到酒里。注意，洋葱外面的干

皮洗净晾干后也要一起放进去。这样浸泡 7 天后，普通的葡萄酒自然成了保健酒了。单为了保健呢，每天就喝 50 毫升，治病的话就得喝 100 毫升。有些人喝完这个酒后会有困乏的感觉，所以最好晚上喝。因为这个酒比较难喝，可能很多人坚持不下来，但有的朋友坚持饮用，不但治好了高脂血症，失眠、血糖偏高等症状都得到了改善。

洋葱可以除肝脏邪气、通大小肠、调理五脏，而李时珍的《本草纲目》上说葡萄酒有暖肾、耐寒和美容的作用。用葡萄酒来泡洋葱，把这两样东西的作用结合起来，就能达到调理五脏的作用。五脏的气机顺了，各种毛病就都好解决了。

还有一个日常保健的法子就是要养成清晨空腹喝"还阳水"的习惯。把滚开的水倒入保温杯中，盖上盖子，放一宿，这个水就是还阳水了。经常喝"还阳水"能很好地改善三高的症状。

另外，我要提醒大家，什么东西都有它的两重性，有它的好，也有它的不好，要因人而异，因时而异。比方说，红葡萄酒泡洋葱这个方子，血脂高的人喝了确实好。但是有些人白天不能喝，否则容易犯困，所以对这些人来说，最好在晚上喝。

还有吃木耳也能降血脂，还能把身体里面的毒素赶走，对人的好处是不言而喻的，所以血脂高的人尤其适合吃。《本草纲目》里认为它是至阴之物，您如果本身就阴虚发热，两个大鱼际比较高、比较红，或者是血压高，甚至还有糖尿病，五心烦热，出汗、自汗、盗汗等症状很严重，那老吃木耳的话，就会阴虚得更厉害。

所以说，什么东西都不可过，一过就可能出错。

急慢性咽炎：三招让您喉咙清爽

症状： 1. 急性咽炎：咽部干燥、灼热，吞咽食物时痛感加重。伴有全身不适、关节酸痛、头痛、食欲不振，甚至不同程度的发热。

2. 慢性咽炎：咽喉红肿、干咳无痰，重者声音嘶哑。没有明显的咽痛感，但咽部有异物感、干燥感，咽部发痒、灼热等。全身症状不明显，常在讲话多、劳累、受凉、烟酒过度后症状加重。

方法： 1. 泡脚半小时后，在脚上的咽喉、气管、支气管和肺反射区推按 10 分钟。

2. 在耳朵上鼻、咽喉反射区的痛点处贴王不留行籽，每天点按 30 下。

3. 蜂蜜泡乌梅肉，每天含一粒。

4. 浓藕粉汁与云南白药混合，徐徐咽下，慢慢扭转脖子，尽量让咽喉各个部位全都沾上，再接着喝，重复同样的动作 2~3 次。服药半小时之内不要喝水。

咽炎分急性咽炎和慢性咽炎。急性咽炎一般好治，但是由于很多人治得不彻底，往往会发展成慢性咽炎。

咽炎容易跟喉炎等很多其他病症混在一起发作。您平时吃一些辛辣的东西或者抽烟也很容易导致声音嘶哑。

还有一种情况是，人年纪大了，也容易声音发劈。

我自己就是个很好的例子。原来我的声音特别好听，以前唱两嗓子还是挺有点韵味的，现在老了，嗓子就完全劈掉了。

我认识几个评剧演员，弦一拉，一喊，他嗓子的那个爆发力突然就来了，听着也挺亮。但是，平常他们没有好的保护措施，所以说话的时候嗓子会时不时地疼痛、难受。

教师中得咽炎的也不在少数，粉笔末儿的侵袭，加上长期用嗓过度，很容易让人患上咽炎。所以，嗓子的保护对他们来说也是十分重要的。

用反射疗法搞定咽炎

我有个唱评剧的朋友，有一次他在天津演出，让我去看。我听他说话怎么那么别扭，原来是咽炎又犯了，说不出话来。我说，那一会儿上去怎么办？他说让我帮他治治。我就让他赶快脱鞋扒袜子，着重在他脚上的咽喉、气管、支气管、肺这几个反射区点按和推按。因为时间不允许，当时只给他做了 10 分钟左右，结果他到台上唱得还非常亮。

下台以后，我又给他做了十几分钟，巩固巩固。另外，我在他内耳的鼻、咽喉反射区附近找到一个非常疼的点，给他点按了七八分钟，然后给他贴上了王不留行籽，并告诉他，回家没事儿就点那个王不留行籽。

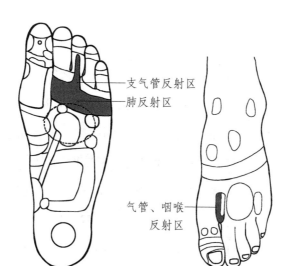

嗓子不舒服，赶紧推按脚部反射区。

　　从此他形成了一个习惯，每天自己点按耳朵上的鼻、咽喉反射区，有时间就自己按按脚。现在他一直活跃在舞台上，非常有风采。

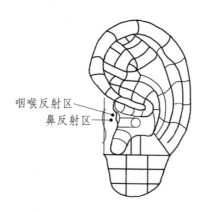

点按耳部反射区，随时随地治咽炎。

蜂蜜泡乌梅肉治咽炎

除了反射区疗法，我还有一个治咽炎的偏方：蜂蜜泡乌梅肉。

首先在药店里买回一些乌梅。乌梅不大，皮也很薄，您拿一块潮湿的干净毛巾，冷的热的都行，把乌梅包起来，润湿它。慢慢地乌梅肉膨胀起来，核儿剥离开了，只剩下肉，再把乌梅肉泡在蜂蜜里，泡上 7 天就可以吃了。

这个偏方对于患有咽炎、喉咙干燥、声音嘶哑，尤其是长期喉咙不舒服的人特别管用。教师、演员、主持人等平时用嗓过度的人，我建议您家里常备着点儿，嗓子不舒服就含一粒，严重的时候就多含几粒。每次不要贪多，可以少泡一些，吃完再泡。

云南白药调藕粉汁治咽炎

云南白药是味良药，有的人却因盲目使用而造成不好的后果。我认识的一个人常年患有咽炎，他听说喝云南白药见效特别快，于是就直接喝云南白药粉，结果咽炎没治好，反而把喉咙给灼伤了，形成了溃疡。

对患有慢性咽炎的朋友来说，云南白药确实是大救星，但是方法一定要对头。

应该如何服用云南白药呢？

将藕粉调成粥状，把少许云南白药倒在里面搅匀。先喝一口，低着头徐徐咽下，然后侧过身来，慢慢扭转脖子，尽量让咽喉的每一处都挂上药汤，重复 2~3 次。服后半小时之内不要喝水。

需要注意的是，调云南白药时，最好用沏好的藕粉或其他像粥一样黏稠的东西，不要用米汤，米汤太稀了。

　　说到这里，我又想到现在很多人不会喝糖浆，常常是一口气把糖浆喝下去马上接着一口水，"哗"一下全给它冲下去了。而此时您的咽喉处恰恰是最需要药液去安抚的，这一冲就把药效冲淡了。所以喝糖浆时您也一定要徐徐咽下，半小时内别喝水，才能起到很好的作用。

哮喘：一呼一吸可以如此通畅

症状： 发作性咳嗽、胸闷、呼吸困难。

方法： 1. 推按脚部的胸部淋巴、食管、支气管、肺、肾、

脾、胃反射区，每天 10 分钟。

2. 在两耳的肝、大肠、肺部反射区贴上王不留行籽，

每天点按 60~100 下。

3. 每天按揉解溪穴，顺 36 圈，逆 24 圈。

注意： 以上方法可根据自己的情况任意选择组合，适合自

己的才是最好的。

哮喘在反射区的表现

　　脚底中趾下 2/3 的地方是支气管反射区，再往下那一大片区域就是肺反射区，这是哮喘的重要发病区和诊治区。一般呼吸系统有毛病的人，尤其是哮喘患者，这两个反射区摸起来都不那么滑溜儿，像有渣子和沙子一样，疙疙瘩瘩的，纹理增生也很厉害，这样的人很容易气呛、吐白痰。那么，您只要想办法把反射区里的"沙子"去除，就不会那么容易气呛了。

另外，有呼吸系统疾病的人除了在脚底的肺反射区有硬皮以外，还有一个明显的特征，就是耳朵上的肺反射区可能会有白色的爆皮。

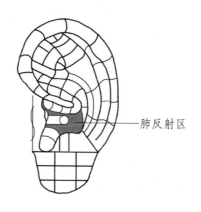

肺反射区

耳朵上这个位置有爆皮，呼吸系统可能有问题。

根据中医的理论，肺与大肠相表里，一般肺不好的人大便肯定有问题，而且结肠也不爽。您检查一下脚底的升结肠和降结肠反射区，肯定有阳性物。为什么呢？这是因为长时间的便秘或溏泄，积累了很多宿便。脏东西积累得过多，就会对肺造成很大的伤害，再加上空气污染和人们的免疫力普遍低下，哮喘就来了。

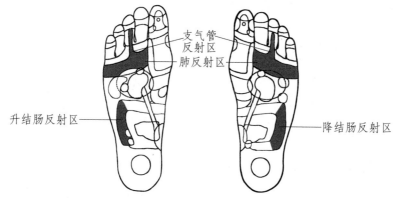

支气管反射区

肺反射区

升结肠反射区

降结肠反射区

观察这4个反射区，就能发现哮喘的隐患。

115

综合反射疗法调理哮喘

我曾经治过很多哮喘患者，其中有一位是院长的夫人，患哮喘已经有二三十年了，每天靠喷麻黄素才能喘气。但药喷到了极限就不管事了，非常受罪，最后只有靠呼吸机来维持呼吸。

我就着重在她脚上的气管、支气管和肺反射区进行梳理。

我还嘱咐她每天回家以后，用刮板刮一刮脚底的肺部反射区，每天两脚各刮 100 次。刮中趾下的支气管反射区时，要把手倒过来往上刮，把支气管、肺部反射区做通了，然后再把手侧过来对大脚趾和第二脚趾之间的胸部淋巴、食道、气管反射区进行统一的梳理，这样就使整个呼吸系统都得到了很好的调整。

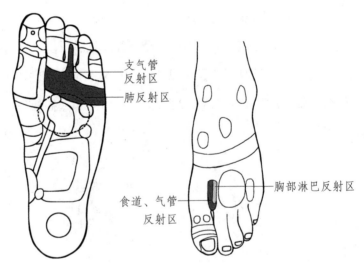

梳理以上5个反射区，通调呼吸系统毛病。

如果是肺热便秘，您就要泄其"子"，也就是梳理肾反射区以泄肺火。如果肺气虚，大便不成形，那么您在做肺反射区的同时，还要梳理它的"母

胃反射区 —— 　　　—— 肾反射区
　　　　　　　　　—— 脾反射区

根据不同症状，"补其母"或者"泄其子"。

亲"，也就是脾、胃反射区，让它的妈妈得到营养。这就是中医的"补其
母""泄其子"理论。

接着，我在她耳朵上的肝、大肠和肺反射区贴上王不留行籽，也就是大
家常说的贴耳豆。这样就把她脚上和耳朵上的呼吸系统反射区，以及与之有
关的脾、胃反射区统一进行了梳理。

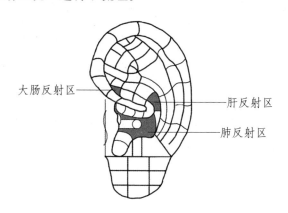

大肠反射区 —— 　　　—— 肝反射区
　　　　　　　　—— 肺反射区

每天点按耳朵，与脚部遥相呼应。

117

我这样给她做了一天以后，她就能睡觉了，不用喷药了，头部也舒服了很多。

除此之外，我还让她每天点按耳朵上的王不留行籽，每天至少 3 次，每次点按 60~100 下。这样能促进大肠蠕动，帮助排便，还能激发肺的自我修复能力。

过了一段时间，她打电话来说，她以前晚上一坐就坐半宿，喘不上气来，没有氧气袋就睡不着。现在好了，每晚倒头就睡，觉睡得香了，心里自然也安稳了。

后来，她按我说的方法去做，每天坚持，现在快 50 岁了，肺一直都很好。

除了肺部的毛病，像一般的感冒，甭管是风热型还是风寒型的，只要在脚上的肺部反射区和耳朵上的肺、气管反射区梳理，都能取得不错的效果。

另外还有一个对化痰、止咳、定喘有一定辅助功效的穴位，就是在小腿和足背交界处的解溪穴，在这个穴位上使用推拿手法按揉，顺 36 圈逆 24 圈，效果也很好。

我第一次治哮喘是在 2000 年。我的一个老同事，当时 52 岁，喘得很厉害，到了秋天和冬天更是严重，有时候连一句完整的话都说不了。有一天，她到我家来，我说："咱们先做着试试。"然后我用足部反射疗法在她的肺区、气管、支气管和解溪穴用四位一体基础法给她做。按、揉、推、刮这几个区域，反复做了 20 多分钟，然后又用玻璃罐在大椎、风门、肺俞、天宗、天府、肾俞进行了拔罐。大约 10 分钟吧，起罐以后，她说舒服多了，我跟她说再坚持一个疗程（10 天）。

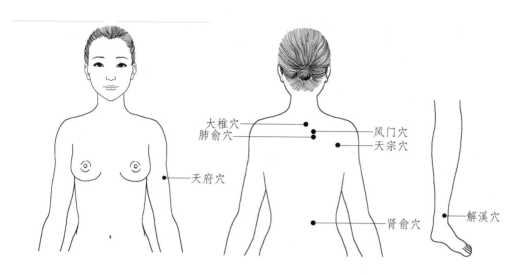

要想呼吸顺畅，需要解溪穴和这几个穴位的帮忙。

第二天，正好赶上下大雪，我怕她不来，就给她打了个电话，问问怎么样了。结果她先生接的电话，说自己一宿没睡觉。我一听惊住了，赶紧问怎么回事。他说："以前每天睡觉时，她呼吸不畅，总有一个尖鸣的声音，可昨天这一宿都没有那个鸣音，我就怕她是不是没气了，几次醒来拿手到她鼻子前去试。"我听他这么一说，长舒了一口气，还以为是给人家做坏了呢，看来方法对头，效果还不错。

我让她坚持做了一个疗程，效果非常明显。后来她照着我说的，自己回家推按脚下的肺及支气管反射区，到现在近十年了，再也没喘过。

家里父母或亲人有哮喘这个毛病的，子女就按我说的方法多给他们做做。还有什么比让父母呼吸顺畅更好的礼物吗？

支气管炎：心肺统调效果好

症状： 嗓子刺痒，随时随地想吐痰，有时干咳没痰。

方法： 1. 用大拇指由上往下用力刮中趾下的支气管反射区，

点按肺、气管和胸部淋巴反射区各81下。

2. 在耳朵上的支气管和肺反射区处找到最疼的点进

行点按，或者贴王不留行籽。

3. 每天做2~3次扩胸运动，展肩30下，至少做1次

2分钟的腹式呼吸。

我认识一个企业家，老是痰多，随时随地都要手里拿张纸以备吐痰之用。他又没感冒，喉咙也不疼、不痒、不干。其实，他这是典型的支气管炎，痰多就是一个明显的症状。

支气管炎首先表现为嗓子刺痒，有时候干咳没痰，或者有痰而不咳。这样的人，在脚上中趾处的支气管反射区会摸到很多小细沙子，一按非常痛。

如何治疗支气管炎

对于这样症状的病，单纯地按揉不太起作用，要采取刮按的方法。因为得了支气管炎就好像在喉咙这个很平的部位上布满了沙粒，如果您光是简单

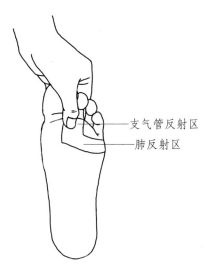

支气管反射区
肺反射区

用大拇指刮按，才能刮去反射区的沙粒。

地揉，沙粒下不去，或许还有可能给它揉到里面去。那您就把手指侧过来，用大拇指用力地由上往下刮，像刮鱼鳞似的。

当然，在耳朵上调理的话，可能更方便一些。在耳朵上的支气管和肺反射区找到最疼的点进行点按，或者用王不留行籽贴上。

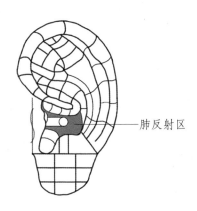

肺反射区

随时点按耳朵，治嗓子不舒服。

我曾经认识一个导演，一咳嗽起来就根本躺不下去，跟他一起拍戏的演员即使跟他隔着一个屋都被震得睡不着觉。后来我说，我给你做做脚吧！一开始他有些不好意思，后来我说："你怕什么，给我一个机会，试试这个管事不管事。"他说："我这病根儿太顽固了，刚打完针都不管事。"我说咱试试！我给他做完后的第二天，他隔壁屋里的演员就过来感谢我："老大姐，太谢谢您了！我们到这儿三天了，头一回睡了一宿踏实觉。"

我当时就用按摩棒点按他的肺、支气管、气管和胸部淋巴反射区。后来就让他自己按上面的方法做。他一直坚持，效果非常不错。因为按摩足部反射区使他的呼吸系统得到一个有效的调理，自然不再咳嗽了。

有的时候我觉得，反射区是有气场和灵性的，加上您内心的安宁和自信，按摩反射区肯定能起到事半功倍的效果。

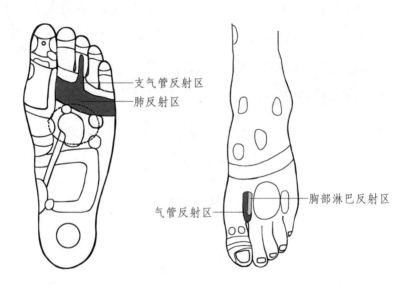

点按这4个反射区，治疗咳嗽有奇效。

如何预防呼吸系统疾病

为什么现在呼吸系统的传染病这么多？我觉得跟现代人运动过少和运动方式不当有很大关系。

很多人都是 50 多岁快退休了，身体毛病一下出来了，这才想起来要锻炼。这时候，往往注意不到运动量的问题，总是看见别人做什么自己也跟着做什么。

锻炼呼吸系统的方法有很多，这里，我给大家推荐两种简单又有效的方法：腹式呼吸和扩胸展肩。

腹式呼吸：呼吸系统与心系统的关系非常大。我们经常说心肺相连，很多老人最后"走"了，都是因为心肺功能衰竭等原因。而且，这种病很容易在凌晨四五点钟发作，常常因为时间关系造成抢救不及时而发生危险，所以上了年纪的人平常要特别注意养护自己的心肺。

心肺不太好的人，我建议您每天练练腹式呼吸。

吸气的时候，肚子瘪下去，肺就扩张起来了；呼气的时候，肚子鼓起来，就把肺清空了。这种呼吸，一方面锻炼了腹肌，另一方面增大了肺活量。

刚一开始练腹式呼吸的时候，您吸气以后要停一会，心里默数三下，然后再往外吐气，要慢慢地吐。

我现在几乎天天练，起床前或临睡时就平躺在床上，把身体全部放松后练习七八分钟，效果非常好。

扩胸展肩：很多人尤其是上班族天天坐在电脑前边，案头工作比较多，经常趴着就容易含胸，对肺的压迫特别严重。

所以，我建议您要经常练练扩胸，不但心肺功能正常了，还能保持优美、挺拔的身姿。

另外，老年朋友们每天也一定要抽时间练练扩胸，每坐 1 小时，您就要有意识地把肩往后扳 30 下左右。别小看这个动作，每天做几次，比吃什么补肺的食物都强。

第五章

琴瑟和谐万家欢
——生殖系统疾病调理法

精油推背、卵巢保养 "害你没商量"

做任何事情都不要违背自然规律。女性到了 35 岁，卵巢机
能开始衰退，属于正常的生理现象。如果强行用某些东西
让它"死灰复燃"，身体无法适应，就会生毒素、长疙瘩。

　　生活中，有不少女士都喜欢到美容院去做保养，但我建议大家尽量少去做精油推背和卵巢保养。我认识一位女士，仅做了三个月的卵巢保养，体检时就发现体内有子宫肌瘤和卵巢囊肿。当然，我不是说做这种保养的人都会得此病，但是我认为，女士还是不要盲目去做为好。

　　这种保养，首先伤害的就是美容师或操作者。在给别人操作的时候，她的手不可避免地会大量接触这种精油，很多人都因此而经期紊乱了。

　　为什么会有这种情况？因为这些精油含有大量的激素和化学物质。

　　您想想，外来的激素通过按摩进入身体，它总得有地方出去，如果正常的渠道排泄不动它，它肯定会对您造成危害。

　　我的一个朋友是开美容院的，她告诉我，只有茶树油是完全植物性的，对人体没有任何伤害。但是，真正的纯植物精油是很贵的，一般人买不到也用不起，所以，现在很多人用的其实是劣质的精油。

　　我觉得，女士保养自己的最好方式就是反射疗法，因为它绝对无毒无副作用，而且保养效果快且持久。

当然了，您在用反射区疗法来保养自己的同时，在一些习惯上也要注意，不要跟大自然对着干。

现在很多年轻女孩子爱穿露脐装。这些孩子光知道爱美，却不知道这种衣服已经把你的肚脐与后腰这两个要害部位"暴露"在外界了。长此以往，寒凉就会一前一后长驱直入，布散全身。时间长了，脏腑肯定出问题。

好多女孩子痛经，来例假时疼得死去活来的，我经常对她们说："你光顾着追求漂亮了，都不知道珍惜自己的身体，你不痛经谁痛经？"你都不知道善待自己，大自然当然会"害你没商量"。

阴道炎、盆腔炎、白带异常：靠自己解决"难言之隐"

症状 1：阴道炎、盆腔炎、宫颈糜烂。

方法：每天按揉足部的子宫、阴道反射区；云南白药加醋
敷阴道反射区，连敷 12 小时；自上而下推按腹部的
天突到耻骨这条线；按揉耳朵的三角窝，睡觉时用
温热的砭石敷小腹。

症状 2：白带异常。

方法：按摩子宫、卵巢和输卵管反射区。

症状 3：外阴白斑。

方法：按摩脑垂体、肾上腺、肾、肺、肝、脾、阴道和双
侧尿道反射区。

足部阴道反射区疼痛，警惕盆腔、子宫有炎症

现在，得阴道炎、盆腔炎的女性很多，但患病早期她们一般都察觉不出来。

曾经有一位女士因为失眠到我这里做调理，当我按揉到她的阴道反射区
时，她"嗷"的一声叫了起来。当时我就说："姑娘，你可能有盆腔炎。"她
一脸惊奇："对啊，我前两天肚子疼，到医院去检查后，医生就说那里面有点

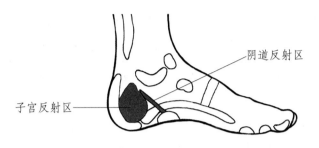

子宫、阴道反射区，通调妇科疾病。

发炎。"证实了这个情况后，我就加重在她脚上的子宫、阴道等反射区做生克补泻法。

做完以后，我告诉她每天要在家里用麻油（即香油）调和云南白药来贴敷脚上的阴道反射区，贴12小时，歇12小时后再贴新的。

另外，我还要她在腹部的天突到耻骨这条线上，也就是在水分穴、气海穴、关元穴附近的反射区上，每天由上自下地做推按，或者在耳朵的盆腔反射区附近找痛点，找到后用小按摩棒去点。

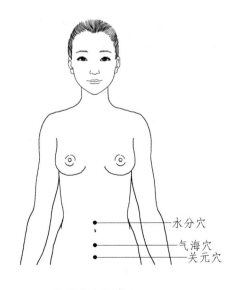

水分穴
气海穴
关元穴

小腹安，女身宁。

患有慢性盆腔炎、阴道炎等生殖系统毛病的女士，脚底的盆腔反射区摸上去一般有阳性物。这时，除了采用上面所说的方法外，您还可以在晚上睡觉时把温热的砭石搁在小腹上。如果是宫颈糜烂，上面的方法也对症。

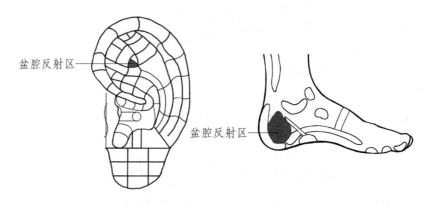

盆腔反射区

盆腔反射区

耳部足部双管齐下，妇科疾病轻松拿下。

有这么多的方法可以用，只要坚持下去，还怕什么呢！

第一次在反射区上贴敷云南白药时，可以用醋来调和，以后就用麻油或蜂蜜来调，用三四天以后再换成醋，替换着来。醋的透析效果最好，但是天天用醋，人的皮肤受不了，所以中间需要换用麻油或蜂蜜来调。

反射区上外敷的云南白药（用醋调的）干了后会让你很不舒服，所以，我一般是用一张湿巾敷在药外面，再用橡皮膏粘上，12 小时后揭下来，就不会有扎肉的感觉了。

白带是您健康的晴雨表

白带异常在女性身上很常见，一般原因是体内有寒，如果有色、有异味，就很可能是子宫或阴道有炎症了。

我有一次去大连出差，碰到一个空姐。小姑娘还没有结婚，但每次来例假前都会有黄褐色的白带。我给她调理了 1 次，然后把方法告诉她妈妈，让妈妈在家里给女儿做，主要就是在脚上的子宫、卵巢和输卵管等生殖系统反射区重点按揉。她妈妈坚持每天给她做，不到两个月，这个空姐的白带就很正常了。

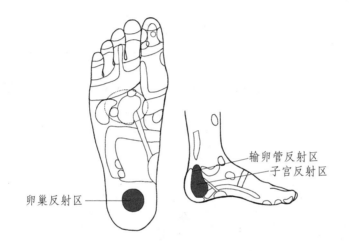

按揉这3个反射区，可排出体内寒气。

女性因为生理特点，身体里容易囤积很多的寒湿，所以平常要多梳理自己的双足来排寒湿。

对于女性来说，白带异常时，千万不要不当回事儿，要赶紧去梳理自己脚上的生殖系统反射区。我在这里提醒大家，哪怕有一点小病，都要马上去治，不要等到疾病越存越多，最后来一个总爆发。

疏肝调肺，外阴白斑不可怕

外阴白斑多发生在中老年妇女身上。

我们接纳过一个患者，她的情况十分糟糕，她说她的白斑十分严重，从尿道口一直裂到肛门。每天小便时都是一次难以言表的刑罚。虽然我们不是医生，但我们深谙中医理论。我首先想到发生干裂的部分是肉，五脏中主肉的是脾；另外肺主通调水道，肺功能不好，所以下体干涩；肾功能不好也不能达到润下的作用；肝主疏泄，疏泄不畅也是致病原因。综上所述，病在下阴，根在五脏。于是我们在调理中，在全足反射区全面调理之后，还要做脑垂体、肾上腺、肾、肺、肝、脾、阴道和双侧尿道反射区。

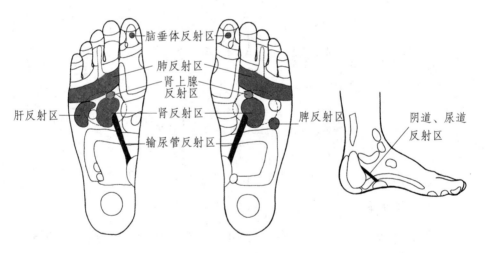

治疗疑难杂症，首先要调理五脏六腑。

仅仅 3 天，她开裂的会阴部分就不裂了。第六天开始觉得痒，说明在长新肉了。我很高兴，用反射疗法调理好了中、西医都棘手的问题，为痛苦的人们解了忧。

受孕难：先给小胚胎造个保险箱

症状：雌激素少，脚后跟干裂、有深纹。

方法：用砭石棒梳理甲状腺、胰脏等内分泌系统和子宫、
卵巢等生殖系统的反射区，重点调理脚后跟的生殖
区域。

有些女性受孕困难是因为习惯性流产，造成习惯性流产的原因有两个：一是体质比较弱，二是过频的性生活。如果您有了一次流产的经历，我建议半年之内最好不要有性生活，一年以后再研究怀孕的事，让身体有个康复期。

打算要孩子就要提前做保养。您要给小胚胎一个非常舒适、非常结实的"房子"去住，不要在"房子"还风雨飘摇、四面漏风的时候就开始怀孕。

如何保养呢？就是把自己足部的内分泌和子宫、卵巢等生殖系统的反射区都做通了。尤其是脚后跟这部分，做得软软的，生殖区通畅了，女性就容易怀孕。

另外，卵巢早衰也是不易怀孕的原因之一。

我接诊过一个人，三十几岁，因为工作忙一直没要孩子，想要孩子的时候，却在医院检查出来卵巢早衰。当时，她特别痛苦，怀疑自己此生和孩子无缘了。绝望之余，她找到了我们。我看她脚后跟上的皮非常干，全是很深的裂纹，而且她说脚后跟上的生殖系统反射区摸上去特别疼。

我主要给她调理甲状腺、胰脏等内分泌系统和子宫、卵巢等生殖系统的反射区，重点调理脚后跟的生殖区域。工具用的是砭石棒，遇到面积大的反射区我就使劲儿刮。

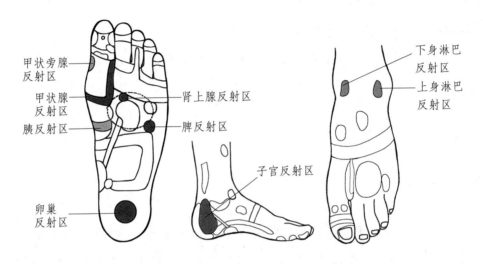

甲状旁腺
反射区

甲状腺
反射区

胰反射区

卵巢
反射区

肾上腺反射区

脾反射区

子宫反射区

下身淋巴
反射区

上身淋巴
反射区

想尽快做妈妈，别忘了梳理以上生殖系统和内分泌反射区。

我给她做了 10 次以后，她的情绪开始好起来了，脚后跟变得很软，走起路来也不那么疼了。

我不敢保证她以后真能怀孕，但当时她身上雌激素的变化确实很明显。10 次以后，我把方法教给她，就让她自己回家调理了。

雌激素少、怀孕困难的女性都可以用上面的方法来调理自己。

月经不调：您可以这样月月舒心

症状：月经不调，莫名闭经。

方法：1. 月经问题基础方法——①把50克益母草装在一个小布袋里，加水煮开，泡脚20分钟；②例假结束开始吃女金丹或者乌鸡白凤丸，吃到下次来例假之前算一个周期，连续吃三个周期。

2. 月经量过少——①吃女金丹或者乌鸡白凤丸；②例假第二天早上空腹喝用三两红糖沏的浓糖水。

3. 月经不调或者闭经——在脚上生殖系统反射区的痛点按揉，症状较轻的人顺36圈逆24圈，症状较重的顺90圈逆60圈。

4. 例假期肚子胀，乳房胀痛——每天用手掌刮脚背的胸部反射区15分钟，揉脚上的小肠反射区10分钟。

5. 痛经——从中趾到脚面最高处寻找痛点，用拇指按住不放，让患者深呼吸10口气。

　　脚上的子宫反射区是脚后跟前方一个梨形区域。摸摸脚后跟，如果发现有个棱，像是家里用旧了的搓衣板上那种很钝的棱，这种情况呢，女性可能是月

经有问题。如果是男性呢，那可能就是性功能不强，男性多按摩前列腺反射区
比吃伟哥管事，这里我不多讲。现在咱们就说说女性每月的这点麻烦事儿。

月经问题的基础调治法

　　女性月经有问题，无非是月经量过多或过少、经期腹痛等，这跟本身的
气血有关系。经血过多或过少都有可能是气血亏。有这些毛病的女孩子都要
调理自己的子宫和生殖系统。做全足保健的话，起码要坚持三个月的调理，
因为这里面有一个生理周期的问题。在做全足时，尤其注意对脑垂体、卵巢
和子宫反射区的调理。

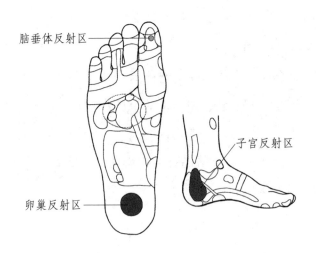

脑垂体反射区

子宫反射区

卵巢反射区

调理月经问题，一定要遵循生理周期。

　　作为平时的基础护理，我建议女性多用益母草泡泡脚。把 50 克益母草缝
到一个小布袋里，将药物浸泡 20 分钟后，然后用一个专用的铝壶或者是铝盆
把它煮开，这样药性容易发挥出来。等水放到脚能接受的温度再用来泡脚 20

分钟。泡完的水不要倒掉，第二天可以再热一热，继续泡。这个布袋和水可以用3~5天。

如果要吃点药来调理的话，可以吃女金丹或乌鸡白凤丸。按照说明书上的剂量吃3个月，也就是3个周期。这次例假结束后开始吃，吃到下次例假开始前，这算一个周期。3个月之后，经过3个周期，基本就调理好了。但是要记着，月经期间不要吃。

莫名闭经怎么办

有一位天津的黄女士，经常是月经好不容易来一次还特别少。后来，她因为跟老公生了一次气，月经干脆好几个月都不来了。像这种生气引起的闭经，脚上的生殖系统反射区肯定不通畅，摸上去有很多的阳性物，所以做的时候就要找到上面的痛点来按揉，症状较轻的人顺36圈逆24圈，症状较重的人顺90圈逆60圈。

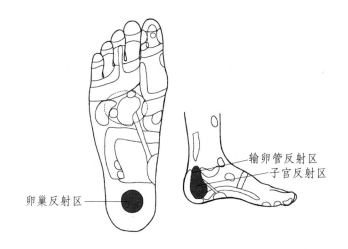

输卵管反射区
子宫反射区
卵巢反射区

要想月月舒心，常按生殖系统反射区。

我仅仅给她做了两次，她的月经就来了。

实际上，不管是因为生气，还是其他什么原因导致的闭经或月经不调，脚上的生殖系统反射区摸上去都会有很明显的痛感或阳性物。用生克补泻法就可以有效地予以防治。

另外，输卵管不通造成的闭经或月经不调，您就去梳理足部的输卵管反射区就行了。

月经少的年轻女性要在来例假的第二天早上空腹喝红糖水，这个方法同样适合于快断经的中年女性。

月经量偏少怎么办

月经量偏少的人，如果经血里有血块，肚子隐痛，那么，除了吃女金丹和乌鸡白凤丸，还要加上例假第2天喝红糖水。月经来的少的时候喝，要喝浓度大的，来得多了就千万别喝了。

例假的第二天清早，用三两多红糖冲成浓浓的红糖水，空腹喝，反复冲，直到把红糖喝完。喝到中午再吃饭，基本下午就开始排血块，而且非常通畅。

我的一个学生按我说的喝了半年，后来就告诉我，她喝上瘾了，每次来都得喝，觉得不喝对不起自己。像这么喝，血流得特别顺畅，而且血色也特别漂亮。

为什么喝红糖水有效果呢？红糖水有活血化瘀的作用，可以加快血液循环，使月经排得较为顺畅，从而缓解腹痛。与此同时，红糖水可以益气补血、健脾暖胃，为月经期间的女性增加能量，有温补的效果。红糖水对女性的好处非常多，经期前的几天喝，有助于经血下行；经期后喝，再搭配一些含有蛋白质和维生素的食物，可以快速补充经期损耗的营养。

　　还有的人经血里有黑色血块，那可能是前几个月或者前几年的子宫内膜。它一直没能脱落，而喝红糖水就有机会让它脱落下来。尤其是四十多岁、五十来岁的女性，快绝经了，您就要珍惜这段时间，照我上面说的方法那样喝，每次都把子宫里的脏东西排净，就能让子宫里面不积东西，这对顺利度过绝经期以及绝经之后保持身体健康都是很重要的。

经期乳房胀痛怎么办

　　经期肚子胀，一般是因为受寒。我身边的好多人都是这样，感觉经期腰比平常粗了一大圈。中医里讲精、气、神，那么主宰您身体的这个精、气、神是三位一体的。气机不流畅，在肚里有淤积，人就会感到胀。还有的人月经快来的时候乳房胀痛，一般也跟体内寒气和血液流通不畅有关系。因为月经快来了，血在里面憋着，没有通道出去，可不就胀了吗？这时候都得用我上面提到的基础调理方法。另外，乳房胀痛的人，每天用手掌刮刮脚面的胸部反射区，多揉揉脚上的小肠反射区都会有不错的缓解。

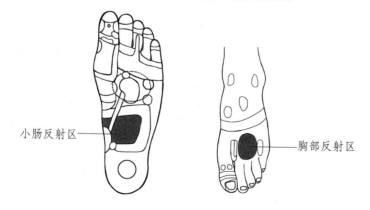

小肠反射区　　　　　　　　　　　　　胸部反射区

刮脚背和脚底，可缓解乳房胀痛。

还有的女性会有过这样的经历：一旦行经期间感冒了，以后每到月经期稍不注意就会感冒，这种状况大约能持续半年。这是因为很多人经期体质较差，而要改变这种情况就必须在月经来的前两天吃一些感冒药，这对于防治月经期间感冒非常有用。

痛经了怎么办

女孩子例假前后肚子疼，严重的疼得死去活来，结果弄得每个月月经来之前都特别紧张。我曾经为很多女孩子缓解疼痛，方法很简单，在她的脚面上（任何一只脚）中趾到足面最高处仔细寻找疼痛点。找到最疼的那个地方之后用拇指按住不放，让她深呼吸 10 口气，这样能立马缓解痛经。

我闺女以前大学同宿舍的好多女孩子都痛经，而且一般一个宿舍的人，大家例假的时间都开始趋同。到了每月那几天，一屋子人都痛得死去活来的。我从小一直注意女儿的保健，她的月经一直很正常，都不知道痛经是怎么回事儿。后来她就经常带一两个同学来我家，让我给调调。每个月都来找我，女孩子们嫌烦了，后来，我就教给她们上面的方法。到了每月的那几天，几个好朋友互相给做做，效果就挺好的，还增进感情。

但这是治标，不能治本。要想治本，还得长期做全足按摩，把瘀血都排净就好了。

如果您经常痛经，那要注意平时不能太贪凉。我年轻时，不来例假不想吃萝卜，不想吃冰棍，一来例假反倒想吃。实质上您想吃什么就是身体里需要什么，但不要大量吃冷食。另外，您要注意保暖，有人睡觉爱露个大肚脐，那就不是很好，穿露脐装也不是很好。还有一个原因就是长期挨冻，女孩子为了漂亮，冬天很冷了还只穿两条裤子，现在年轻不觉得怎么样，到老了肯定要受罪。因为您欺负了自然，欺负了这个规律，那么规律就要"惩罚"您了。

泌尿系统疾病：求药何必舍近求远

症状： 尿频、尿急、尿痛、尿道热、灼痛。

方法： 1. 两手大拇指在尿道反射区顺着向前推 20 分钟，在推的过程中不停地喝水。

2. 在脚上的肾上腺、肾、输尿管、膀胱、尿道这几个反射区各自按揉或推刮 10 次。

3. 在盆里倒入热水，坐在上面熏尿道 20 分钟。

4. 喝玉米（玉米皮、玉米须和玉米芯都保留）煮出来的水。

难言之隐，一按了之

前些年，我的一位老同学到我家做客，每隔十几分钟她都要去一趟厕所。我一问才知道，原来她有这种状况已经两天了，而且越来越严重。她说她每次排尿都是滴几滴，而且接近完毕时都会有痛和热的感觉，脖子上、胳膊上还一阵阵地起鸡皮疙瘩。她觉得很痛苦又不好意思说，只能一遍遍地上厕所。很明显，这是她的膀胱有了炎症。

我让老同学坐在床上，用大拇指分别推按她双脚上的尿道反射区，两只手向前推。刚一开始，她痛得难以忍受，一个劲儿嚷嚷说不做了。过了一会儿，她不嚷疼了，我就慢慢地加大力度，并且在做的过程中让她不停地喝水。因为血液里70%是水，我推按她的尿道反射区就是在加强她的血液循环。

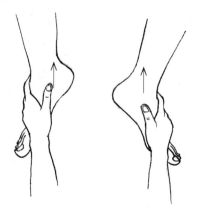

膀胱有了炎症，赶紧推推尿道反射区。

我就这样在她脚上的尿道反射区做了20分钟，又对肾上腺、肾、输尿管、膀胱、尿道这几个反射区各自刺激了10次。全部做完后，我又让她喝了

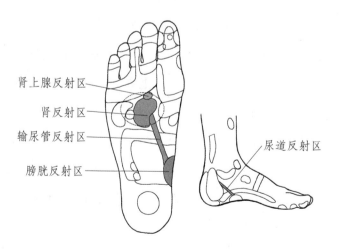

肾上腺反射区
肾反射区
输尿管反射区
膀胱反射区
尿道反射区

按摩以上反射区，通治泌尿系统疾病。

300 毫升水。这样，在做的过程中，她差不多喝了 900 多毫升水。而这时，她反而不去厕所了。

一直过了两个多小时她才起身去厕所，排尿顺畅了，接近尾声也不疼了。她高兴地说："想不到在脚上划拉划拉还真管事儿。"

从那以后，在她的带动下，她的女儿、儿子、外孙女都加入到反射疗法这个行业里来，并建立起了一个小有规模的保健场所。

热熏法治尿道炎

还有一个例子，一个女同志，膀胱特别难受。她和母亲一起到我这儿来求治，没说几句话她就要上厕所。我跟她母亲说："伯母您下楼往前走，前面是一个商场，您到那儿给她买一个小盆。"女同志尿道短、宽，得了尿急、尿频往往拿热水一熏就管事儿。不到 10 分钟，老太太就把小塑料盆买回来了。我在盆里装上热水，放在马桶上，让她坐上去，她说感觉热气在熏蒸阴道，特别舒服。开始的时候会有几滴尿滴下来，后来不滴了也就舒服了。

尿频，中医认为是有湿热积在了下身，主要集中在肾和膀胱上。膀胱里面的水让湿热阻住了，尿下不来，所以每次上厕所只是尿一点儿，根本就不能解决问题。再加上膀胱里的尿没有排干净，所以会经常想去上厕所，情况紧急又尿不出来，还觉得火辣辣的痛。这种情况其实就是膀胱失于管理，如不及时采取措施，严重的会把膀胱都憋破了。

一般来说，结了婚的女性容易得这种病，还有就是老年男同志，前列腺有问题，也容易出现这种状况。

玉米水利尿术

家庭治疗尿频，除了上述做反射区和用热水熏的方法，还有一种方法就是喝玉米水。

买玉米时挑那些带皮的，剥掉外面的几片脏叶子，把里面的两三片叶子和玉米须冲洗干净，一块煮。最好把玉米切成两段或者三段，把玉米、玉米皮、玉米须和玉米芯里面的东西一起煮出来。玉米煮出来的水对肾的注水下行效果特别好。

前列腺增生：特效药就藏在脚内踝

症状： 前列腺增生引起的尿等待、尿淋漓、尿频，甚至尿
潴留。

方法： 将云南白药和凡士林混合制成按摩膏，搓擦脚底的
肾、输尿管、膀胱、肾上腺、尿道、生殖腺、前列
腺、睾丸等反射区。

现在很多老先生和比较胖的人，因为长期不怎么活动，容易患上前列腺
增生。另外，出租车司机因为赶着拉客，想上厕所乘客却来了，不得不憋着，
时间一长，也往往会有这方面的问题。

前列腺增生的一般表现就是尿等待、尿淋漓、尿频，甚至是尿潴留。

曾经有个 60 多岁的老先生来我这儿调理，他说自己平常经常尿不出尿，
非常不舒服。我给他调治完后告诉他："在您脚内踝后面有个梨状的区域，就
是前列腺反射区。您回家后每天勤揉，揉的过程中加些云南白药和凡士林，
把阳性物搓得小了，您的身体就越来越好了。"

有前列腺毛病的朋友，平常要多揉搓一下足部的腹腔神经丛及肾、输尿
管、膀胱、肾上腺、生殖腺、前列腺等反射区，像尿淋漓、尿不尽、尿等待这
些症状很快就会得到缓解。记住，揉完后再在反射区上贴敷云南白药，效果
会更好。

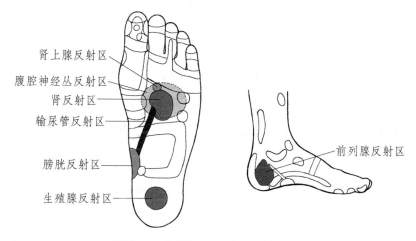

肾上腺反射区
腹腔神经丛反射区
肾反射区
输尿管反射区
膀胱反射区
生殖腺反射区

前列腺反射区

揉搓以上反射区，通治前列腺问题。

在内踝骨前边一点还有个尿道反射区，有前列腺增生这方面问题的人一推这儿就会感觉很疼。这时，把痛点揉搓开了，您就不会老起夜，尿频、尿急、尿痛等症状也都会慢慢消失了。

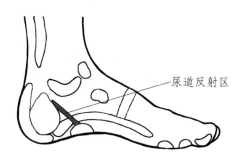

尿道反射区

尿道反射区是前列腺增生的晴雨表。

有个姓夏的老先生有这方面问题，找到我了。他病到了什么程度呢？站着 20 多分钟尿不出来，而且尿出来之后也不能马上走，得使点儿劲再尿。他也去大医院看过，没啥效果。

听他说了这个情况，我就检查他足部的尿道反射区，轻轻一按，他就疼得叫出了声。我跟他说："忍着！"然后给他着重做尿道反射区，再综合上述其他反射区进行调理。他回家之后，当天就有了反应，打电话给我说："杨大姐，我跟你说，太痛快了！从来没尿得这么痛快过，太舒服了，这玩意儿真管事儿！"我就把方法告诉他，让他自己在家坚持做，就这样，他的病没多久就好了。再遇见其他有这种毛病的老人，他就积极地教人家，成了反射疗法的推广员。

在工作中，由于我们和患者打成一片，时间长了就和患者结成了朋友。在我们给他们调理治疗的同时，他们也把民间卓有成效的验方、偏方提供给我们。比如夹心木的方法，就是患者朋友提供给我们的妙方。这个夹心木可以说是前列腺疾病的克星。用 20 克的夹心木沏水喝，坚持 2~3 个月，前列腺症状就能大大缓解，甚至痊愈。

阳痿、前列腺肥大：您的手掌会说话

症状：阳痿、前列腺肥大。

方法：每天按揉外踝骨后面的生殖腺反射区 5 分钟。

有一次，我这儿来了个二十多岁的小伙子，人长得特别瘦，挺精神的，就是不能过夫妻生活。我当时一看他的手，就知道他前列腺肿大得比较厉害。再一问，他小便的时候也有麻烦，经常尿不出来，胀得慌。

我是怎么看出来的呢？很简单，男性要是阳痿或前列腺有问题，那他手上生命线末端（靠近手腕一侧）便会有裂纹。要是女性有裂纹，那就是子宫有问题，例假会不正常。因为这一块对应的是男女的生殖反射区。

当时，这个小伙子手上生命线的八字纹都分开了，末端有很明显的纹路，而且纹理比较深，这就说明他问题比较严重了。

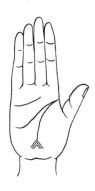

生命线末端的纹路，与生殖系统相关。

他说，平常只要刚有点儿那方面的想法，下面就特别胀，但跟老婆在一起就不行，时间一长就阳痿了。结果，他爱人误会了，老是质问他说："你是不是在外面有人了……"家里因此不得安宁。

患上这种病，脚上外踝骨后边的生殖腺反射区肯定有痛点，摸上去有阳性物。我教那个小伙子每天按揉这个区域5分钟，揉完再用云南白药敷。几天后，他就说前列腺舒服多了。他照我所说的方法，坚持调治了1个月左右就逐渐恢复正常了，两口子的关系也开始和睦起来。在给自己调治的过程中，您还要注意一点，不要吃太油腻和辛辣的东西，否则会影响疗效。

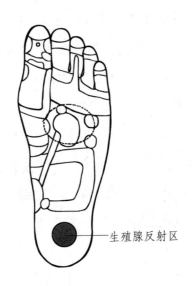

生殖腺反射区

脚后跟是生殖系统疾病的大药田。

这个小伙子之所以会有这个毛病，完全是由于结婚之前经常手淫引起的。手淫过度导致前列腺肥大，结果真过性生活的时候，反而经常阳痿、早泄。所以，有手淫习惯的年轻人都要注意。

如今，很多十四五岁的孩子也有得前列腺肥大症的，一看那手纹，都像裂开了似的，再一问，大多是手淫引起的。手淫的时候为了追求快感，故意不马上射精，就把前列腺憋出问题了。碰到这种孩子，我在调理之余就告诉他千万不能再继续下去了，否则痛快了一时却可能遗憾终生。

现在诱惑增多了，有很多不良的电影、电视剧，还有网络上许多不好的东西都让孩子们的青春期提前了。加上现在的父母在对儿女进行性教育方面还几乎处在懵懂状态，不知道怎么教孩子，一方面是不知道怎么去说，另一方面他们自己也不大清楚是怎么回事，回想自己当年也是稀里糊涂地就过来了。

碰到这种问题，做父母的不要惊慌，更不要吓孩子。男孩子大了，一个月排一两次精是很正常的事。但有些父母不懂，看到那张床被弄得黏糊糊的，要么耻于开口，要么就骂孩子，结果生生把孩子的身体给吓出毛病来了。

对于那些受不良影视剧、书籍影响的孩子，您也不要责怪他，因为这是一个无法回避的问题。如果您不去好好引导，那他只能被错误的观念诱惑，结果导致性早熟，甚至是过早地受到性伤害。所以，如果您不忌讳这个事儿，把这个道理给孩子讲明白了，很多问题也就不会发生了。

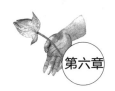

第六章

欲悦人，先悦己
——女性如何呵护自身健康

三处减肥宝地：甲状腺、公孙穴、大敦穴

症状： 肥胖。

方法： 1. 吃饭前点承浆穴和耳朵上的饥点各 36 下。

2. 梳理甲状腺反射区，按揉公孙穴和大敦穴。

3. 在肺俞、肝俞、脾俞、大横、天枢、中脘、关元

处同时拔罐，每天拔 20 分钟。

4. 点按耳朵上的三焦、脾、胃、肝反射区。

肥胖是一种"病"，因为怕病，所以越胖的人减肥就越积极。肥胖分实胖和虚胖。实胖的人，身上的肉不是脂肪，而是很瓷实的。虚胖的人，身上的肉就跟豆腐一样，软塌塌的，没有弹力。导致肥胖的原因有很多，遗传是一个原因，另一个重要原因就是情绪不好和作息不正常。

很多胖人都有这个心理：花多少钱都行，最好您点我一下我就能减肥了。我说，这不可能，您是一点点吃胖的，所以要一点一点地减。其实，什么事情都讲究恒心。按照我下面说的方法，您只要坚持下去，不用那么痛苦，也不用花那么多钱就能赢得一个好的身材。

树立正确的减肥观念

说到减肥，有两个观念要牢牢记住：一个是管住您的"进口公司"，别一见了好东西就没命似的，心想着我这顿吃完，明天再减肥，那样一点用都没有。另一个呢，就是不能盲目求瘦。尤其是女孩子，不要老觉得自己胖，总想把自己瘦成芦柴棒。

要想管住"进口公司"，我有个好办法。在耳朵上有一个饥点。人在饿的时候，点一点它，饥饿感就没那么强了。您还可以点承浆穴，也有类似的效果。每天吃饭前各点 36 下，就能有效控制您的食欲。

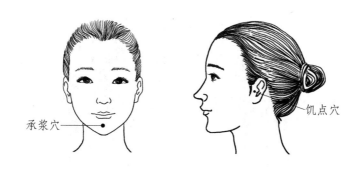

点按承浆穴和饥点穴，管住"进口公司"。

以前，有一个姑娘给我打电话说要减肥，结果我一问，一米七的个子，112 斤。我说按体重标准，你还差 18 斤。怎么还要求减肥呢？

我认为，男人女人都不能太瘦，尤其是符合标准体重的女性不要盲目减肥。现在都把像芦柴棒一样的身材当作美的追求，是一种误导。

想减肥就要抓住这三宝

要说脚下的反射区哪个最减肥，那肯定要数甲状腺反射区了。甲状腺是主要的内分泌器官，所以点按它有很多的好处，特胖特瘦、甲高甲低、更年期，都得通过甲状腺反射区来调理。您要调整自己的体重和身形，首先是要调节内分泌，而甲状腺反射区就是首选。具体做法是，每天重点在双脚甲状腺反射区各揉推 100 下。接着，在肝、心、脾、肺、肾反射区按揉 20 分钟，这样做等于是在调节内分泌的同时，把五脏器官都照顾到了。五脏之间没什么不协调，五行生克平衡，就不会出现肥胖问题。

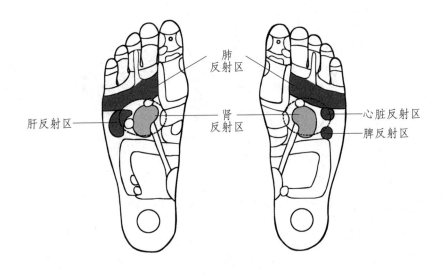

五脏之间协调，就不容易肥胖。

另外，在脚内侧脾经的公孙穴和大脚趾旁边的大敦穴也是减肥的好地方。身上这三处减肥的宝地，您一定要经常去里面挖掘宝贝。

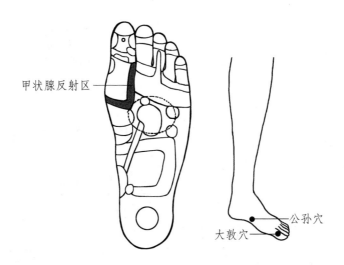

甲状腺反射区 —
公孙穴 —
大敦穴 —

甲状腺反射区、公孙穴、大敦穴，可谓减肥三大宝地。

我曾帮我的一个侄子减肥，当时这孩子的体重超过了 300 斤。在学校里，老师们都说这孩子人特别好，特老实，就是人一走过来跟坦克似的，大伙都害怕。他爸爸一米八几的大个儿，可是，他都能把他爸装起来。当时想，这孩子将来找工作也够呛。

那一年，我把上面的方法都给他使上了，除了多做甲状腺、脑垂体、肾上腺、脾等反射区，还做大脚趾的大敦穴、足内侧的公孙穴和照海穴，而且还严格控制他的"进口公司"，最后减了 50 多斤，挺成功的。

减减减的其他小妙方

用拔罐的方法来保持身形，效果也不错。在背后的肺俞、肝俞、脾俞以及身体前面的大横、天枢、中脘、关元处同时拔罐，每天拔 20 分钟。如果出泡，下次只拔五六分钟就行了。

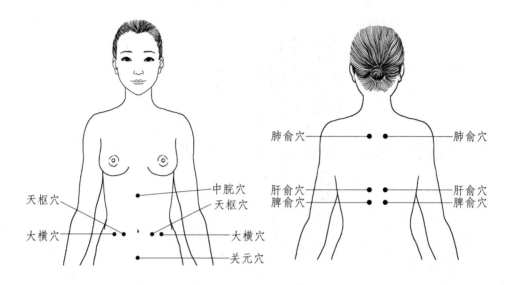

中脘穴
天枢穴
天枢穴
大横穴
大横穴
关元穴

肺俞穴　　　肺俞穴
肝俞穴　　　肝俞穴
脾俞穴　　　脾俞穴

勤拔罐，苗条身姿指日可待。

您还可以点压耳朵上的三焦、脾、胃、肝反射区。

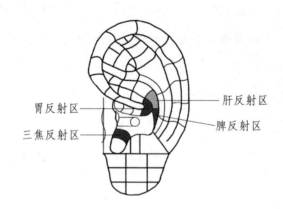

胃反射区　　　　肝反射区
三焦反射区　　　脾反射区

耳朵上的这几个区，是您抬手就能摸到的减肥良药。

很多人问我减肥的方法，我说没太多，能说的都告诉您了，您能坚持做肯定有效。但关键是有很多人坚持不了，而且有些人连第一条，也就是管住"进口公司"这一条都做不到。不能约束自己，所有方法都免谈。

　　我不建议您去美容院减肥。有些美容院把大黄跟一些甘油或者是凡士林放在患者的肚子上面揉，结果减得确实快；还有的用针灸减肥，且不让吃饭，这样一来，往往排尿排得多，短时间之内就能看到体重减轻了。但其实这样减的是水，您的脂肪没有减掉多少。这些做法是把血液里面的水分都排出去了，实际上对人的身体是一种新的伤害。所以，女孩子到美容院去减肥一定要当心。

甩走大肚腩，抬走大象腿

症状： 游泳圈、将军肚、大象腿、蝴蝶袖。

方法： 1. 点按脚上的甲状腺反射区。

2. 双手捂在下腹，顺转 100 下，逆转 100 下；在上
腹部左右搓擦 100 下；腹部画 5 条竖线，挨着捏过
去，每天每条线捏 5 遍。

3. 两腿并拢平躺在床上，把脚抬起 10 厘米，坚持到
不能坚持再放下腿，每天反复 10 次。

4. 每天抖抖胳膊，连抖带甩，上午、下午各 10 分钟。

5. 桂圆和荷叶各 20 克熬水喝，嚼 30~60 个枸杞。

　　我在上一节说了针对全身减肥的方法，但是很多人不是全身肥胖，只是
局部肥胖。尤其是人到中年以后，一般都会发福，身体的脂肪就在腹部"集
结"了。同时，这种"集结"还会波及四肢、臀部等地方。既然是局部肥胖，
就要针对不同的部位采取不同的方法，各个击破。

如何快减腰腹部的赘肉

脂肪"集结"在腹部，对于女性来说就是游泳圈，对于男性来说就是将军肚，也叫啤酒肚。我们经常可以看到，哥儿几个一见面，不约而同地问："你看我肚子是不是小了？"可见，腹部肥胖是最常见的一种局部肥胖。

实际上，不管是游泳圈还是将军肚，都是因为肠代谢功能失调或者内分泌功能减弱了，再加上人长期坐着，腹部脂肪淤积起来，就造成了腹部的赘肉。

有了游泳圈或将军肚，您就得着重点按脚上的甲状腺反射区，不仅能调节内分泌，还能使心肌和心脏得到调理。

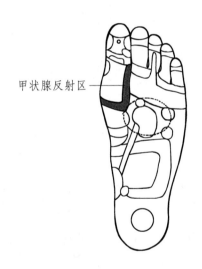

甲状腺反射区

要减腹部赘肉，首先要调节内分泌。

除了用这个方法，您每天还要揉腹。揉腹的时候，先在整个下腹顺时针、逆时针各揉 100 下，再在上腹部左右各搓擦 100 下。在搓擦以前，您可以拿皮尺量一下自己的腰围，如果每天坚持，两周以后您再量一下，基本能减 3~4 厘米。做 100 下有时候很累，所以，您最好先向左搓擦 25 下，再向右搓擦 25 下，再重复相同的动作，直到做完 100 下。这样的话，把动作分解了，胳膊就不至于那么累。当然，在搓擦的过程中，胳膊有一些酸痛也是正常的事，说明胳膊上的脂肪也正在减少。坚持下去，就能既减腹部又减胳膊了，可以说是一箭双雕。

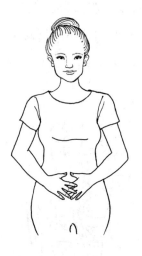

要想减腰腹赘肉，就要加强腹部"运动"。

您在搓擦的时候可以适当加上点儿大黄，通过药物在皮肤的透析作用，促进排便。您也可以将大黄换成辣椒，促进脂肪燃烧。

要想减腹部的肉，不能急于求成。您还可以在腹部画五条竖线，每条线之间两指宽的距离，一条线一条线挨着从上往下慢慢捏。平时多转转腰，来回转，次数要多一点。记住，只要功夫深，铁杵磨成针，只要您能坚持做下去，您的小腹一定会变得平滑紧实起来。

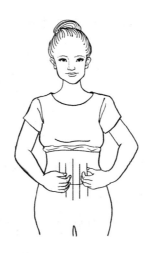

每天竖捏腹部皮肉，将军肚不知不觉就消失了。

如何快减大腿上的赘肉

　　怎么减大腿上的赘肉呢？两腿并拢，平躺在床上，把脚抬起 10 厘米，抬得太高，您的重心变了反而没效果。坚持住，直到不能再坚持了，就把腿放下来。这时您的大腿会酸，这就说明脂肪在向肌肉转化，做这个动作的时候，臀部的赘肉也就跟着减了。一边抬腿的时候一边数数，一开始可能还没数到 10 您就累得不行了。做的时间久了，您逐渐就能增加到 30 个、50 个，每次 30~50 个，做 10 次。按这个方法坚持练习，您就会逐渐看到大腿的变化。

　　臀部就不单单是减肥了，而且要提臀，尤其是 32 岁以上的女性，要特别注意。年轻的时候，肉比较紧实，一旦老了，久坐，好多问题就出来了。在办公室里，您别老在那坐着，打电话的时候、喝水的时候，站起来，有意识地多提提臀，神不知鬼不觉，您就能拥有二十几岁的翘臀了。

有的人出现蝴蝶袖了，肉发颤，每天多抖抖就有效果。上午抖 10 分钟，下午抖 10 分钟，连抖带甩，效果挺好！

减肥食疗方

在每天坚持做以上动作的同时，我提议大家搭配一些具有减肥效果的食物，效果事半功倍。比如可以多吃一些大豆卵磷脂，因为卵磷脂是植物性的，有乳化脂肪的作用。另外，可以用桂圆和荷叶熬水喝，温热喝、凉着喝都成。

还有一个方子就是吃枸杞，每天嚼 30~60 个枸杞，嚼着吃的效果最好。您要是觉得麻烦的话，用枸杞熬水喝也行。可是，人要是特别虚的话，吃完枸杞容易牙疼、上火。所以，对这类人就不推荐使用这个方法。

甲状腺问题：心眼小，麻烦大

症状： 脖子有一个瘤子，吞一下口水，瘤子上下移动；脚下甲状腺反射区有一层厚厚的茧子。

方法： 1. 全足按摩并对甲状腺、肾上腺、脾、脑垂体、上下身淋巴反射区重点按摩，每次 40 分钟，天天坚持。

2. 云南白药加醋调成粥状，贴敷在颈部及脚下甲状腺反射区，贴 12 小时揭下，过 12 小时再贴。

云南白药＋反射区，治病最好搭档

甲状腺肌瘤是女同志的一种常见病。一般来说，女同志心思比较细腻，容易肝气郁结。血气堵住了，在脖子前面会结成一个瘤子。这个瘤子平时很难被发现，偶尔摸的时候才可能会摸到脖子那儿有个肿块。如果吞一下口水，这个瘤子还能上下移动，这多半就是甲状腺肌瘤了。它跟大脖子病很像，但不同的是，得了甲状腺肌瘤，这个肿块可以上下移动。

2001 年 4 月，我的一个亲戚得了甲状腺肌瘤，在她的颈部右侧可以清晰地看到有半个乒乓球状的突起。医院告知她 6 月份复查，安排手术。我看了看她脚下的甲状腺反射区，发现有一层厚厚的茧子，即使没有这层茧子，用手指做也根本无法触及这个反射区的深部。所以，在做这个反射区时，必须使用按摩棒。在全足做按摩的基础上，对脑垂体、甲状腺、肾上腺、脾、上下身淋巴反射区加大力度，增加次数，每次做 40 分钟，天天坚持。

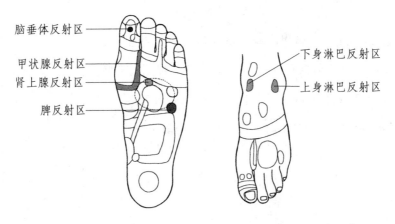

在这几个反射区按揉或贴敷云南白药，就能治疗甲状腺肌瘤。

另外，把云南白药跟醋调成粥状，贴敷在颈部及脚下的甲状腺反射区，贴 12 小时揭下，过 12 小时再贴。我就用云南白药贴敷反射区的方法给她调理，每天坚持，大约过了 30 天就感觉她脖子上的肿块明显变小了。后来我在给她做脚的时候就减少了次数，力度也不那么大了，但云南白药还是坚持贴。

到了约定复查的时间，经过检查，肿块竟然消失了。这种病向来有着非手术不可去除的定论，大夫非常诧异，最后只好质疑当初的诊断。

在开始做治疗的时候，每天早晨空腹吃一个云南白药的保险子。但要注意，服药期间不可吃鱼、虾和蚕豆。

甲状腺有问题的人一般在甲状腺反射区有硬物，这个硬物用手按摩不下去，用按摩棒才能深入。每次按摩的时候在按摩膏里加点云南白药，效果会更好。反射区畅通了，肿块消失了，甲状腺肌瘤也就根除了。很多甲状腺肌瘤和甲状腺结节，手术完之后还长，为什么？就是病根没给去掉。从反射区上做按摩调理，再加上在病灶处直接贴云南白药，就能从根本上解决问题。

不管甲亢甲低，都能快速调节

这里咱也说说甲亢和甲低。甲亢对于大家来说比较熟悉，得了甲亢的人新陈代谢加快，人比较瘦，饭量大，体重却持续减少；甲低最显见的特征就是嗜睡，饭量特别小，而且比较胖，背比较厚，典型的犀牛肩。

甲低这种病很隐蔽，往往没什么特别明显的表现。我一个朋友的母亲，从来不跟人争，遇到什么事儿她都不着急，大家总认为她脾气好。后来大家觉得，一个人脾气不可能好到那种程度吧，遇到什么事儿她都不着急。最后她竟然出现站着就开始打呼噜的情况，胃口也很小。我记得第一眼看到她时就觉得这个人傻乎乎的，脸上没有表情，说话没有精神。看到她的面容，第一感觉，这个人要查一下甲状腺。后来证实她确实是甲低，我也是用上面的方法给她治好的。

还有个情况要注意，甲状腺机能亢进、低下，在治疗时会出现转化。有个评剧表演艺术家，甲高，才 90 多斤，很瘦。在治疗过程中，他说这些日子挺好，也不发脾气了，心也不慌了。可是，一天早上，他突然就感觉自己不对劲，怎么那么困啊。以前睡也睡不着，现在这么困，而且越睡越困，越困越懒。等到后来别人问他："您是不是甲低了？"他说："不可能，我甲高。"他再去测的时候就发现确实是甲低了。这就得归咎于我对患者的病情没有及时跟踪。

在我给患者调理的过程中，我老追踪患者病情的发展："最近怎么样了？您再来查查，我可以不收您的钱，咱们看看。"我要看的是治疗的过程和效果。及时跟踪、及时反馈、及时调整，很多病是可以得到控制的。

甲高和甲低都可以通过按摩甲状腺反射区进行双向调节。亢进和低下都是要通过甲状腺反射区调节内分泌，每天最好坚持用按摩棒各做 100 下。

乳腺增生：从脚背刮出通畅轻松

症状：乳腺增生，在脚背的胸部反射区有疙瘩。

方法：1. 用手掌外侧刮脚背的胸部反射区，从下往上，每
天刮 10 分钟。

2. 将云南白药用醋调成膏状，或者仙人掌去刺、去
皮、剁烂，掺上云南白药，敷在乳房上。

现在乳腺疾病很普遍，乳腺这个地方基本成了一个雷区，妇女同志们都
小心翼翼的。虽然如此，但每个女人多少都有点乳腺增生。

如果一个人有乳腺增生的话，一般在脚面尤其是胸部乳腺区摸上去会感
觉到有阳性物，也就是疙瘩。您按揉胸部反射区，找到最疼的点，把它揉开
就行了。

女同志为了更好地保护乳房，最好每天用手掌外侧刮脚背的胸部反射区，
从下往上刮，每天刮 10 分钟，就能防止乳腺增生，还能缓解来月经时乳房胀
痛这个毛病。

我一般在做按摩的时候，经常在按摩膏里面加上云南白药，因为中药在
皮肤上可以透析进去。将云南白药用醋来调是首选，透析性最好，但是刺激性
比较大，不适合长期用。还可用酒、麻油（即香油）或蜂蜜等来调和云南白药，

效果是依次递减的。调成膏状后，用医用胶布贴在胸部觉得有疙瘩、胀痛的
地方，每 12 小时换一次，晚上睡觉前贴上，第 2 天揭下来就行。

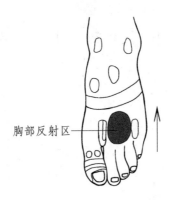

胸部反射区

多刮刮胸部反射区，乳房就不会胀痛了。

我的一个朋友生完孩子以后奶特别足，后来睡觉睡得太实了，没注意就
把乳房压着了，压了以后乳房红肿、发烧。当时她还没有出月子，不方便出
门，她妈妈就把我请到她家去了。

到了以后，我先点她的肾上腺反射区，让她退烧；再在脚上推刮她的胸
部反射区，一共做了 15 分钟。做完后，我让她丈夫出去买来一棵仙人掌，把
仙人掌去刺、去皮、剁烂，然后掺上云南白药敷在乳房上。当天她就退烧了，
不那么疼了，也能好好地睡觉了。第二天消肿后，我又让她敷了三天就彻底好
了。但是治疗期间的奶就不能让孩子吃了，得把它挤掉。

第七章

孩子不舒服，妈妈最心疼
——如何用反射区来保护孩子的身体

别忘了完成孩子每天给您留的健康作业

每天给孩子搓背、刮脚心、捏脊、推上下七节，能激发阳
气，增强孩子的体质。这些功课是您每天都要给孩子做的，
只有作业做得好，孩子的健康才能得满分。

许多家长经常问我，孩子的某一个毛病要怎么调才好？我觉得，每个孩子的具体症状不一样，所以调理的方法也要有所不同才行。但给孩子做整体的保健是一点都不会有错的。

不知道自己孩子到底是哪里出了问题，您就对他整个足部的反射区进行保健就行了。孩子的整体身体素质提高了，免疫力增强了，很多小毛病都能不治而愈。

我有个朋友在北京工作，后来把孩子也接到北京上幼儿园。刚来到一个陌生的环境，孩子有些怯生。一次在幼儿园里渴得不行了也不好意思跟老师要水喝。回家后便开始发烧，一直烧到 38℃多，手脚都烫得不行。我过去后就赶紧叫他家人烧点儿热水，先给他泡脚，然后搓整个脚心、刮脚背，最后给孩子做背部的推拿，从大椎穴往下推，一直推到长强穴，再从长强穴推到命门穴。就这样，推三次为一组，每次做上九组。这对激发孩子阳气、增强孩子体质特别有帮助。

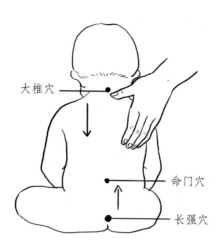

大椎穴

命门穴

长强穴

睡前推背，让孩子睡得香香的。

　　我用上面的方法给孩子做了 20 分钟左右，他的烧就退了，睡了一觉，第二天就好了。

　　后来，我的朋友便经常给孩子泡脚和做推拿，有空了还捏捏脊。做得多了，连孩子都记住了。有一天晚上，朋友都钻进被窝里了，孩子却跟她说："妈妈，你忘了一件事儿。"我朋友不解地问："脚洗了，奶喝了，牙刷了，脸

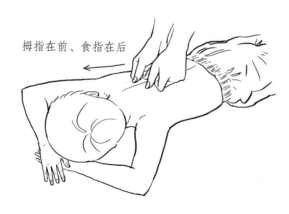

拇指在前、食指在后

简单的捏脊就能让孩子健健康康。

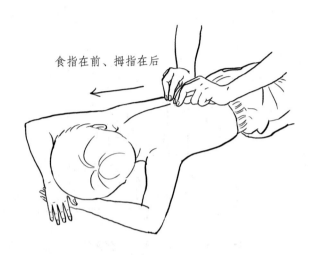

食指在前、拇指在后

捏脊的手法不同，功效也不同。

洗了，屁股洗了，你说还有什么？"孩子说："妈妈，你没给我推背！"于是，朋友又翻身起床，给他推背、捏脊、搓脚。做完这些，孩子自己就去睡了，都不用哄。

后来，朋友常带着孩子到我这儿来玩，小家伙声音特别洪亮，感觉中气很足。按理说，他妈妈是剖腹产，这样的孩子没有经过产道的挤压，容易得感觉系统失调症，得肺炎的概率也比一般的孩子高。但他差不多从 1 岁开始就没怎么生过病，这全靠他妈妈天天给他泡脚、按摩。

高烧不退：不吃药的推拿退热法

症状：发烧、感冒、咳嗽、便秘、拉肚子。

方法：1. 推背，先从大椎穴推到长强穴，再从长强穴推到
　　　　　命门穴，推 5~6 分钟。
　　　　2. 按揉脚上的肾上腺、脾、胸部淋巴、肺、支气管、
　　　　　气管、上下身淋巴反射区。

　　孩子高烧不退，这是让大人非常着急的事，跑医院打吊瓶也不能马上解决问题，而且过多的医疗措施还会给孩子带来进一步的伤害。

　　我有个朋友，她的孩子每月发一次高烧，一烧就是三十八九度。碰到这种情况，她就抱着孩子上医院打点滴，一般都得打上三天、七天的，孩子去不了幼儿园，她也上不了班。有一次孩子又发烧了，她就和家人说，去找一下杨老师吧，可她的爱人和婆婆都不同意，说："杨老师那套要能治病，还要医院干吗？"她说："你们给我一次机会，我试试。如果不行，以后我就死心了。"就这样，她抱着孩子来了。

　　一进门，我一看孩子那小鼻翼在翕动，两颊特别红，不断地咳嗽。我说："先试试表吧。"她说："甭试了，在家里试了，三十九度二。"于是，我让孩子先平躺在床上。其实，两三岁的小孩生病发烧，不大可能是什么病毒侵袭，一般都是"外淫"导致，也就是冷暖寒湿这些变化引起的。这就好比我们一

般常说的上火，不管是哪儿上火，一定是身体先有了薄弱环节，再外感风寒，外因一定是通过内因才能起作用。而且这个孩子每个月都周期性地感冒发烧，所以我推断，孩子的扁桃腺应该也是个薄弱环节。

于是，我先给他做推背。为什么呢？推背能使他先达到内部的阴阳平衡、五行顺化。推了大概五六分钟，到最后几下的时候他就出汗了，紧接着温度就下行了。推完背把他翻过来的时候，脸色已不那么红了，变得粉嘟嘟的。

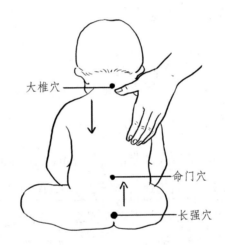

大椎穴

命门穴

长强穴

孩子发烧了，先推背顺化五行。

紧接着，我开始给他做脚。先退烧，掐他的肾上腺反射区，又加强做他的脾反射区、胸部淋巴反射区，再加上肺、支气管、气管、上下身淋巴等反射区。这样做了一通以后，他的咳嗽止住了，脸色逐渐好了，坐起来开始和我们说话玩儿。他妈妈一看，说："这玩意儿真神奇啊，杨老师。"我说："今天先不能说神奇，现在是稳住了，你看他回去以后还烧不烧。"

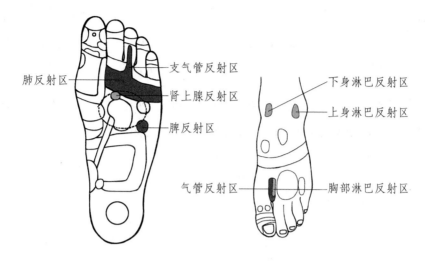

按揉以上反射区，可快速退烧消炎。

第二天孩子一睁眼就说："妈妈，我要去幼儿园。"孩子的妈妈和我说，这可是以前从来没有过的情况。这个神奇的变化一下征服了他们家的两个主要人物——奶奶和爸爸。第二天他们都到我这儿来了，一方面是道谢，另一方面也要求做做保健。

现在我和我的学生说，你在不断实践的过程中，即使不能做一个好一个，也得做一个有一个的成绩，这样你在这个领域就有实操经验了，就立足了，也会有信心。先将小儿感冒发烧做好，再逐渐把其他病做好，这样你的技术会不断提高，你也会慢慢征服身边的人。久而久之，大伙儿身体有了不适，就会说："先做做脚吧。"

上面提到的这个发烧的孩子在做完这次以后，推背和按摩足部反射区就成为他的家常便饭了，他不再月月发烧了，全家人都省心了。找我做的时候孩子才3岁，刚上幼儿园，这会儿都快5岁了，再没因为感冒发烧闹腾过。

所以，我觉得足部反射疗法是老祖宗留给咱们最好的东西，纯天然、无伤害。现在，常常有孩子因使用抗生素失聪的报道，相比于肌肉注射、静脉注射等使用不当造成的终生困扰，足部反射疗法是非常安全的，所以大有普及的道理，这也是为什么我锲而不舍、不撞南墙不回头、已经撞了南墙还是不回头地普及它的关键所在。我真觉得，自己是做了一件有百利而无一害的好事。在推广反射疗法的过程中，曾有各种阻力阻挡我往前走、让我放弃，但我一直抱有坚定的信念。这么多困难都克服了，现在就不走了？那不可能。我为自己鼓劲，也为自己喝彩。

肺炎：孩子的平安从保肺开始

症状： 经常发烧，不想吃饭，大便干结，严重的发展成
肺炎。

方法： 1. 清肺经和大肠经：用大拇指沿指根到指尖方向搓
孩子的食指指面和桡侧，每面各搓 36 下。

2. 3 克吴茱萸加醋调和，敷在孩子两脚心的肺反
射区。

3. 苍术、麻黄各 50 克煮水，再用此水煮蛋，鸡蛋煮
好，待到温热后滚熨足部的肺反射区和背上的肺俞
穴，每次 10 分钟。

现在，每家一个孩子的居多，不管男孩女孩都是家里的宝贝疙瘩。一旦
孩子有个头疼脑热的，全家都会急得手忙脚乱。尤其是患了肺炎，基本上都
得输液，一输就是一个月，还断不了根。其实只要平时注意调理，增强体质，
就能防患于未然。

有一回，一位年轻妈妈带着个六七岁的孩子来找我，要我救救她的孩子。
原来，她女儿先天体质虚弱，3 岁那年得了大叶性肺炎，在医院挂水，连续挂
了差不多一个月才好。自那以后，孩子便麻烦不断，5 岁时要么是经常咳嗽，
要么就是发热、大便干结、不想吃东西，到了夏秋之际，肺炎甚至还会复发。

其实，这都是肺热、肠热淤积的结果。我就教她每天给孩子清肺经，也就是在食指指面由指根向指尖方向直线推动；清大肠经，也就是在食指桡侧（靠近拇指一侧），用大拇指沿指根到指尖方向推，每次每个指头各推 36 下。

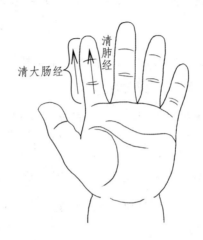

搓食指指面清肺经，搓食指桡侧清大肠经。

对于小儿肺炎，还有两个小偏方可以帮助调理。一个是用 3 克吴茱萸加醋调和，敷在孩子两脚的心、肺反射区上，也就是涌泉穴的位置。

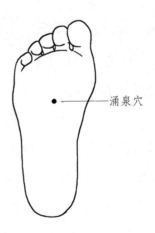

在涌泉穴敷药膏，辅助治疗小儿肺炎。

如果小孩哭闹不让贴的话，您还可以用苍术、麻黄各 50 克煮水，水中放一个鸡蛋，小火煮 30 分钟。待鸡蛋热而不烫，在孩子足部的肺反射区和背上的肺俞穴滚熨。鸡蛋凉了，温热后再熨，每次 10 分钟。

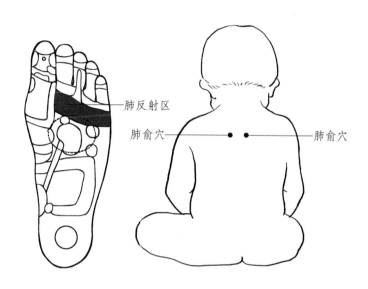

用温热的鸡蛋滚熨这两个部位，呵护孩子娇嫩的肺。

回家后，她用我教的方法每天坚持给孩子调理，一段时间后，孩子的大便就正常了，胃口也比较好了。后来，这位妈妈成了我的学生。她一边学习，一边用反射疗法给孩子调理。一旦孩子有点儿咳嗽了，她就赶紧给孩子梳理脚上的扁桃体、咽喉、支气管、肺等反射区，孩子很快就不咳了。

此外，我还教她给孩子推推背、捏捏脊，全是我书中提到过的小儿推拿手法。孩子也乖巧，做多了之后，有时还会提醒妈妈："妈妈，你今天忘给我做脾（反射区）了！"如今，两年过去了，孩子的身体一直非常好，当妈妈的激动地说："我的孩子是反射疗法的最大受益者！"

现在，有些做父母的不懂医，也没给孩子做过专门的调养，结果孩子得了病就只能干着急。所以，我建议家长们都应该学点儿反射疗法，孩子有个小灾小病的，自己就能轻松应对，而不必像过去那样惊慌失措了。"送金送银不如送健康"，反射疗法就是您送给孩子的最好礼物。

呕吐：都是脾胃惹的祸

症状：受寒着凉后呕吐，经常性呕吐。

方法：1. 按揉脚上的脾和胃反射区，每天1分钟。

2. 用拇指推按孩子大拇指桡侧的脾反射区300下。

3. 从长强穴推至命门穴，快速推300下。

4. 30克明矾加适量面粉，用醋调和，敷于孩子的涌泉穴。

5. 受寒或着凉引起的呕吐，用适量吴茱萸加醋调和，敷于双脚涌泉穴。

很多人问我，小孩子经常呕吐，有没有什么好的方法来调治呢？我告诉他们，小孩子要是经常呕吐就是脾胃有问题。尤其是还在哺乳期的婴儿，如果经常出现吐奶的现象，做父母的就要重视了。当然，孩子偶尔吐两下，可能是吃多了或者吃呛了，没多大关系，家长不必太过紧张。

调治孩子呕吐，关键是要把脾胃调理好。怎么调呢？我建议您每天给孩子揉脚上的脾和胃两个反射区。小孩子的反射区特别敏感，只要坚持做，效果就非常明显。时间不用太长，每天1分钟就行了。

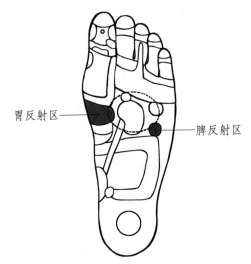

胃反射区

脾反射区

治疗孩子呕吐，首要调理脾和胃。

有一次，一个 9 个月大的孩子感冒了，上吐下泻，在医院里打了 4 天吊针都不管用。之后通过朋友的介绍，孩子爸妈找到了我。我一检查，发现孩子的脾胃特别虚弱，就给孩子重点推按脚底的脾和胃两个反射区，还用大拇指推按他的大拇指桡侧（拇指外侧）的脾区，推 300 下。

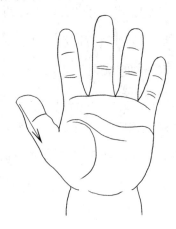

推按大拇指就是给孩子健脾。

　　还有一个方法就是在孩子的背部"上推七节"（从长强穴推至命门穴），推的频率要相对快一点，也是推 300 下。推的过程中，您最好加一点滑石粉之类润滑的东西，以免弄伤孩子的皮肤。

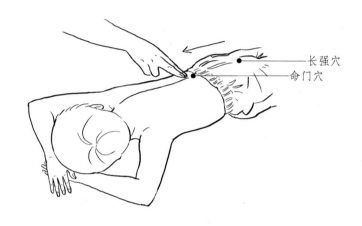

长强穴
命门穴

上推七节，频率要快才有效果。

　　这几个小方法用过后，孩子一下午都没再吐了，也没拉肚子。第二天，我又帮他巩固了一次，他就没再犯了。

　　我把这三个方法告诉孩子的母亲，让她自己每天给孩子做 1~2 次，以增强脏腑功能，改善孩子的体质。

　　说到治小孩呕吐，我还有个小偏方：30 克明矾加适量面粉，用醋调和，敷于孩子的涌泉穴。如果是受寒或着凉引起的呕吐、吃不下饭，可以用适量吴茱萸加醋调和，敷于双脚涌泉穴，能很好地治疗呕吐之症。

　　对于一些针对孩子的反射疗法，比如小儿足疗六节操，有些家长感到不解："没事儿我给孩子瞎折腾什么？"这些做父母的，往往是小孩子有病了才去做，结果后悔莫及。

　　我的很多妈妈级学员就是因为亲身体会了反射疗法的好处，所以学会之后，每天无论多晚都会坚持给孩子做一做，孩子非常受益。对孩子来说，保持健康比什么都强。

便秘：让孩子的肠道蠕动起来

症状：便秘，小肚子鼓鼓的。

方法：1.用拇指蘸着水，在左手食指的桡侧面从指根向指尖搓 300 下。

2. 把食指、中指并起来，从命门穴推到长强穴，横向推 300 下。然后把手搓热在肚子上焐 10 分钟。

　　大人要是身体不舒服了，可能会忍一忍。小孩子可不一样，他不会说，更不会忍，只知道哭，大人干着急没办法。孩子有病了，有的家长不会别的，就知道抱起来往医院跑。下面，我针对小孩子最易得的一些病教当爸当妈的几招，您就不用一看到孩子不舒服就着急上火了。

　　我们楼下住着一对外地来的打工夫妻，他们的孩子刚过满月。有一天，小孩的爸爸半夜来敲我的门："快给孩子看看吧，一直哭闹，不知咋了！"我赶紧跟他下楼，小儿哭得满身大汗，年轻的妈妈不知所措，抱着孩子一个劲儿地颠。

　　我把孩子接过来平放在床上，看看喉咙、摸摸额头，不肿不烧，小肚子鼓鼓的。我一问才知道，孩子一天多没拉屎了。我赶紧让小孩的爸爸弄点温水过来，托起小孩的左手，用拇指蘸着水在他的食指桡侧面从里向外搓了 300 下，这个动作起到清理大肠的作用。

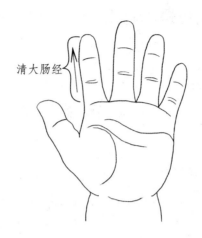

推食指桡侧，有清理大肠的作用。

然后让小孩的妈妈仰卧在床上，把孩子抱在怀里，让孩子的小屁股向上。我把食指、中指并起来，横在小儿脊柱下方"推下七节"，也就是后背和肚脐相对的地方，从命门穴到长强穴的这一段推了300下，有通便、泄热的作用。还没做完，就听见一声响亮的放屁声，孩子父母都叫开了："放屁了，放屁

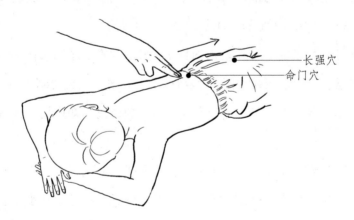

治疗便秘"推下七节"，治疗腹泻"推上七节"。

了！"他们高兴啊，小儿也安静下来了。我又让他们端来一杯热水，我把两手放在杯子上，使手的温度升高。然后把手敷在小儿的肚脐上，这时明显感到小儿的肚子里有蠕动，就这么焐了10分钟。

第二天，我又过去看看，小孩他妈说："您走了不到半个小时，孩子就拉屎了，今早上又拉了点。"我说："简单吧！下次别等到这么严重，你自己就可以给孩子做了。"

另外还有一个问题，小孩两三天不拉屎，大人着急，给孩子用开塞露，这一点我非常不提倡。一来药物作用会让孩子腹痛，二来会造成依赖，把孩子的排便功能搞乱了，久而久之，不给药，肠道就不蠕动。

拉肚子：快速止泻就四招

症状：腹泻不止。

方法： 1. 大拇指蘸上水，在左手食指桡侧从指尖推向指根，
推 300 下。

2. 从左手大鱼际中心的板门向腕横纹中部推 300 下。

3. 食指和中指并拢，在背部的长强穴至命门穴推
300 下。

4. 在孩子双脚的脚后跟中间、赤白肉际处找到痛点，
用手指各弹 18 下，然后用搓热的手心给孩子敷肛门。

有一次在火车上，一个小孩突然腹泻不止，孩子哭，大人急。见到这种
状况，我就和坐在她们母女对面的一位先生交换了一下座位，准备给小孩子
瞧瞧。

这个小孩一岁多，食指根部有一条青筋，这表明孩子消化不好，同时又
着了凉。我拿起她的左手，大拇指蘸水在食指桡侧从指尖推向指根，推了 300
下，这是补大肠的按摩手法；然后从她左手大鱼际中心的板门向腕横纹中部
推了 300 下。

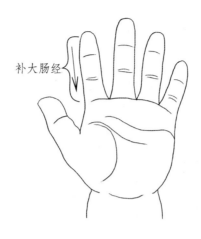

补大肠经

推食指补大肠经，可缓解孩子腹泻不止。

又让孩子趴在母亲的怀里，在她的背部自长强穴至命门穴（尾椎至第二腰椎）向上推了 300 下，这就是"上推七节"，有止泻、补肾的作用；最后在孩子双脚的脚后跟中间、赤白肉际处找到痛点，也就是止泻点，用手指各弹了 18 下。做完这些动作，我叮嘱小孩的母亲搓热手心给孩子敷敷肛门。

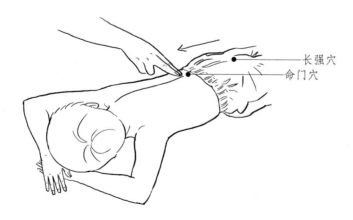

长强穴
命门穴

上推七节，有止泻、补肾的作用。

做完这套动作以后，孩子腹泻就止住了。乘客们都说："神了，吃药也没有这么快呀！"

一会儿，孩子睡了，孩子的妈妈也靠在窗边睡着了。

多动、流口水、磨牙、哭闹：让您的孩子睡不好

症状 1：多动。

方法：揉孩子脚上的脾、胃反射区，每天 3 分钟。

症状 2：流口水、磨牙。

方法：在孩子脚上的脾反射区按顺时针方向按揉 36 下，再

推按小腿的脾脏反射区，每天 18 或 36 下。

症状 3：夜啼。

方法：10 克吴茱萸加蛋清调和敷脚心，晚上敷，早上取下。

孩子多动怎么办

有些父母看到孩子比较好动，就觉得他太皮，希望能管住他，结果越管孩子越不听话。有的父母干脆怀疑孩子身体有什么毛病。

对于孩子的成长，有些父母操之过急了，恨不得什么都给孩子包办，在健康方面更是这样。孩子一旦有什么不舒服，就立马全家出动去医院。我认为，孩子只要没什么大病，平常您只需要特别关注他的脾胃，每天给孩子揉揉脾和胃的反射区，每次最少按揉 3 分钟，他就基本上没事了。

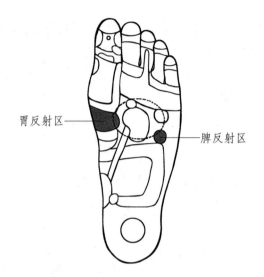

胃反射区——

——脾反射区

经常关注脾和胃，就能保证孩子健康。

晚上流口水、磨牙怎么办

前不久，有个妈妈读了我的书以后找到我。她问，孩子晚上睡觉的时候老是流口水，不知道能不能用反射区来调理。

一般说来，孩子爱流口水是脾虚的表现。这时候，您可以调理他小腿的脾脏反射区，每天晚上推 18 或 36 下。另外，在他脚上的脾反射区顺时针方向按揉，顺转为补，一次按揉 36 下，多做几次也无妨。

没过几天，这个妈妈就欢天喜地地过来了。她按我说的方法做了四五天，孩子基本上晚上睡觉不流口水了。不过，她又发现了一个问题：孩子晚上还磨牙。她听老一辈的人说，这是孩子肚子里长蛔虫了，不知道是不是该给孩子

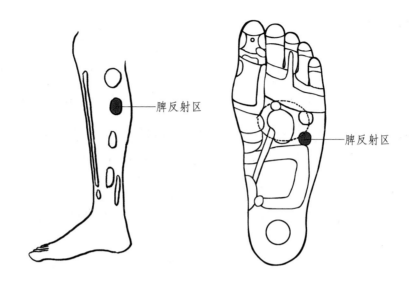

脾反射区

脾反射区

多方健脾，孩子不再磨牙、流口水。

吃些打虫药？

我认为，孩子磨牙基本上是消化机能出了问题。以前的孩子磨牙，多是肚子里长蛔虫，不过现在得蛔虫病的人已经很少了。但不管有没有长虫子，对于孩子晚上磨牙的情况，您都可以从调理孩子的脾脏开始做起。

您可以重点按揉孩子小腿内侧的脾脏反射区，如果孩子消化机能有问题，那您揉他小腿上的脾区时，他肯定会觉得发酸或者胀痛。这时，您就每天给他揉搓，每次 18 或 36 下。等到酸胀的感觉消失了，孩子的脾胃也强健起来了。

做的时候一定要注意，首先不要使蛮力，第二要持之以恒。

夜啼怎么办

有些读者反映，他家的孩子晚上哭闹，不知道这是不是一种病？

其实，这得分情况。第一，如果夜里只有一两次啼哭，可能是做梦了，那就不要紧，如果老是夜里啼哭，那就可能有问题；第二，看时间。 如果孩子经常到晚上十一点多的时候开始哭，那就说明他的肝有点问题。因为这时候是胆经在"值班"，"肝胆相照"，肝和胆是互为表里的。 这种情况，您就要在孩子小脚上的肝、胆反射区好好进行调理。您根据下面的表格自己来判断，然后对症施治就可以了。

经络"值班"时间表

经络	"值班"时间
大肠经	早上 5 点到 7 点
胃经	早上 7 点到 9 点
脾经	上午 9 点到 11 点
心经	中午 11 点到 1 点
小肠经	下午 1 点到 3 点
膀胱经	下午 3 点到 5 点
肾经	下午 5 点到 7 点
心包经	晚上 7 点到 9 点
三焦经	晚上 9 点到 11 点
胆经	半夜 11 点到 1 点
肝经	半夜 1 点到 3 点
肺经	夜里 3 点到 5 点

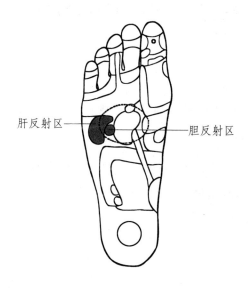

肝反射区　　　　　　　　　　　胆反射区

孩子夜啼，找"值班"反射区解决。

　　关于小儿夜啼，还有一个小偏方，您可以试试：取吴茱萸 10 克，用鸡蛋清调成糊状，敷在孩子的脚心，用胶布粘好。每晚敷上，第二天早上取下即可。孩子睡觉的时候可能不老实，您要多注意，如果孩子把药踢掉了，要及时补上。

　　孩子缺钙或营养不均衡，晚上也会哭。如果是这种情况，您要给孩子补补钙，让他多晒太阳，还要经常给他点按脚上的甲状腺反射区，增强钙的吸收能力，然后每天再给他推推背，捏捏脊，以增强脾胃的功能。

风疹、湿疹、荨麻疹：治疗皮肤疾病有偏方

症状：荨麻疹、风疹、湿疹。

方法：1. 按摩脚上的大脑、脑垂体、肺、脾、肝等反射区，
每次 5 分钟左右。

2. 蛇床子、白矾、苦参、花椒、防风、百部各 10 克，
装进布包或旧袜子里，泡 10 ~ 20 分钟后煮开。放到
温热后，用布蘸着药水擦洗患处。

有一次，一个老朋友打电话给我，说他女儿着凉后肚子上起了疹子，有点儿像风疹，又有点儿像荨麻疹，问我有什么办法没有。

我检查时发现孩子起的是风疹，因为如果是荨麻疹的话，它会是蜂团状的。风疹则是稀疏的红色斑点，有时候表现为针尖样红点，它见了风就会起，而且容易复发。

一般说来，要是孩子偏瘦，身体素质不太好，尤其是消化机能有问题的话，稍微受点风、着点凉，就容易起风疹。

碰到这种情况怎么办呢？就给他按揉或推刮脚上的大脑、脑垂体、肺、脾、肝等反射区，每次 5 分钟左右。

要是病情比较严重，您就试一下我常用的一个老药方。这个方子由蛇床子、白矾、苦参、花椒、防风、百部 6 味药组成。其中，花椒以蜀椒为佳。要是大人

用的话，各用 15~20 克。要是小孩用，他皮肤嫩，各用 10 克就够了。药配齐之后，把它们装在一个布包或旧袜子里，先用水泡 10~20 分钟，再煮开，放到温热后用毛巾蘸着药液擦身体。擦洗后盖上被子，能出点儿汗的话效果更好。

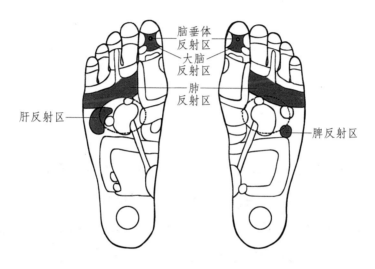

梳理以上反射区，可治疗风疹。

　　这两个方法不仅对治疗风疹管用，对荨麻疹和湿疹也都有很好的治疗效果。我女儿 20 多岁的时候，后背痒得厉害，我一看，原来是起荨麻疹了。我除了给她在足部反射区做些调理之外，还用这个方子给她洗，重点擦胳膊和后背，擦了两天，病就全好了。

　　身体湿气过大而引起的湿疹、脚后跟肌腱处的顽癣以及皮肤上的其他一些病疹，都可以用这个药方来治疗。

　　至于一些号称专治此类皮肤病的药，我建议还是少吃为妙，因为是药三分毒。还有，得了这种病的人要特别注意，不要吃不易消化的东西以及羊肉、韭菜等发物。

孩子眼屎多：多因肝火重

症状：眼屎多。

方法：刮脚上的眼睛和肝反射区，每次各 36 下，每天

2~3 次。

　　有些孩子眼屎特别多，不知道原因的人嫌他脏兮兮的，不爱干净，或者认为大人没有把他照顾好。实际上，眼屎多不一定是卫生问题，而是一种潜在的病。中医认为，"肝开窍于目"，小孩子要是肝热，就会反映在眼睛上，眼屎多便是一种表现。碰到这种情况，您就需要给孩子清肝热了。

　　做法其实挺简单的，就是用大拇指刮孩子脚底第二、三脚趾之间的眼睛反射区。除了眼睛反射区之外，还要刮一刮肝反射区。如果孩子肝热的话，一刮这个部位，他就会喊疼。每天给孩子刮 2~3 次，每次 36 下。肝火降下来了，再刮就不疼了，眼屎自然也没了。

　　在做眼睛反射区的时候，您还要注意孩子的饮食，别让他吃太多辛辣的东西，否则容易激起肝火和肺火。有些孩子天生眼屎就比别人多，这是先天性的肝热，往往是母亲在怀孕期间喜欢吃辛辣食物造成的，无形中给孩子种下了病根。

　　许多女性怀孩子的时候不懂得这些道理，孩子生下来之后也不知道怎么去护理，要么没照顾到，要么照顾过头了，等到孩子病了才匆匆忙忙地往医

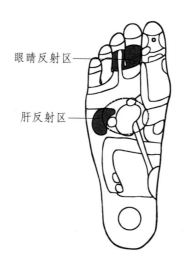

眼睛反射区

肝反射区

孩子脚上自有去眼屎的良药。

院送，结果孩子受罪不说，自己也累得够呛。

　　跟我一起学习反射疗法的一位朋友，从孩子生下来第 3 天就给他做按摩，一开始只是在脚上、背上抓一抓，等到孩子稍大时便给他捏脊和推背。孩子的免疫力越来越强，如今 12 岁了，连一次感冒都没有得过。

　　所以，如果大家都能在孩子还小的时候就给他做这种基础的保健，那他长大后就可以少去很多次医院了。

遗尿：快找统管吃喝拉撒的脑垂体反射区

症状： 小儿遗尿。

方法： 1. 按摩足部的肾、膀胱、尿道、输尿管、脾脏和大
脑反射区，每次 15~20 分钟，每天 1~2 次。

2. 每天推下七节 300 下，点按脑垂体反射区 3 分钟。

3. 将少许硫黄粉与剁碎的葱白混合敷于肚脐，用胶
布贴好，敷 12 小时揭下，隔 12 小时后再敷。

注意： 硫黄和葱白的刺激性都比较大，第 3 种方法建议
慎用。

　　孩子尿床，可能是让父母比较头疼的一件事了，很多人为此折腾得觉都
睡不好。不养儿不知父母恩，带过孩子的人恐怕体会最深了。

　　跟老人遗尿不同，小孩子遗尿不是因为括约肌松弛了，而是泌尿系统有
问题。不过也有例外的，比如说孩子得了先天性骶裂（也就是骶骨上有裂纹），
也会导致遗尿。碰到这种情况，我一般是建议父母先带孩子到医院拍个片，
看一下他的骶椎是不是有问题。

　　如果不是先天骶裂，那么我们就能通过刺激孩子泌尿系统的反射区来治
疗，一般是重点刺激脚上的肾、膀胱、尿道、输尿管等反射区，同时梳理脾
脏和大脑反射区。每次给孩子做 15~20 分钟就可以了，一天 1~2 次。

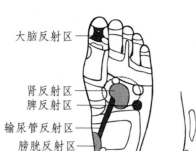
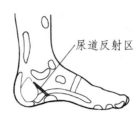

大脑反射区

肾反射区
脾反射区
输尿管反射区
膀胱反射区

尿道反射区

梳理泌尿系统和大脑反射区，让孩子不再遗尿。

在足部反射区挂图上，我们的五个脚趾下面对应的是前额反射区，大脚趾趾腹就是大脑反射区了。另外，脑垂体反射区位于大脚趾趾腹中间，它相当于人体9大系统的司令官，大到血液循环，小到生物钟，吃喝拉撒都归它管。所以，您每天点按孩子的脑垂体反射区3分钟，对调治遗尿有很好的疗效。

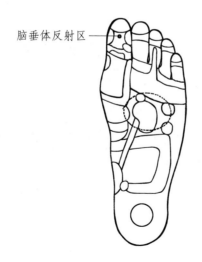

脑垂体反射区

脑垂体是司令官，吃喝拉撒都归它管。

　　曾经有个朋友来我这儿调病，觉得效果不错，就把他侄子也带来了。他侄子患有小儿遗尿症，我在确定他没有先天骶裂之后，就用砭石棒梳理他的泌尿系统和大脑所对应的反射区，然后给他推下七节 300 下。一个疗程（10天）之后，孩子遗尿的问题就解决了。

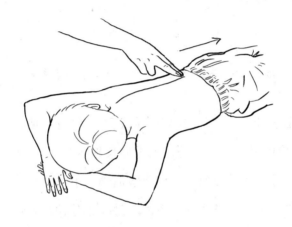

每天推下七节，再无遗尿之忧。

　　我还给了他一个老方子，叫他回家后给孩子用。这种方法通常叫"脐疗法"。具体来说，就是把一段葱白剁碎，与少许硫黄粉混合敷在肚脐上，用医用胶布贴好，敷 12 小时后揭下，隔 12 小时后再敷第二次。

　　这样做的好处就是直接让药物到达孩子培本固元的地方。有些人想单用大葱来敷，但大葱偏辣，小孩子毕竟肉嫩，恐怕受不了。而且，这种病需要慢慢调，做父母的要有耐心，不要贪快。所以我建议您尽量用足部反射区来调治，既安全又有效。

隐睾症：越早治疗效果越好

症状：小孩子睾丸发炎，生殖器发育不良。
方法：每天在脚后跟敲 100 下，做一次五行生克补泻。

现在，有不少孩子患有隐睾症，父母一般都不知道，等到孩子大了才发现，但这时治疗起来就比较麻烦了。

一般来说，这些疾病在早期都有一些征兆的。比如说小孩子得了腮腺炎，折腾得不行，等到消肿了还闹。有些父母就不理解，心想：这孩子怎么啦，病好了你还闹！实际上，这极可能是孩子的小睾丸在发炎。以前有个小伙子来我这儿看病，已经 16 岁了，个儿也不矮，但就是小孩的样儿，说话还有点娘娘腔。我就问他："你得过腮腺炎吗？"他说："得过。"我说："那你脱了裤子让我看看。"我当时就觉得他的生殖器官可能发育不全。果然，我一看，他的阴茎就 2 厘米多一点，一个睾丸枣核样大，另一个则根本看不见。他妈当时就哭了："将来我怎么抱孙子啊？"

我就在他脚后跟的生殖腺反射区敲了一下，他疼得直躲。我心中有数了，于是在此处加重按揉。就这样给他做了不到一个月，他的阴茎长度就有所改进。后来，我便让他自己在家坚持做，每天敲 100 下。

另外，每天在脚后跟的生殖腺反射区，做一次五行生克补泻法，上下左右 4 点分别按揉顺 9 逆 6，中点按揉顺 36 逆 24。几年后，我接到一个电话，没想到是这小伙子打来的。他说："老师，放心吧，我现在已经全好了！"声音听上去也有男人味了。

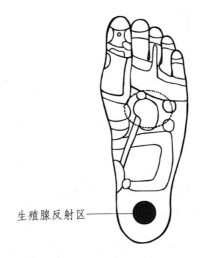

生殖腺反射区

敲打、按揉脚后跟，让您的孩子更有男子汉气概。

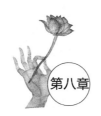

第八章

细节决定健康
——中老年人的养生之道

老花眼：肝肾阴虚才是病因

症状： 眼睛花。

方法： 1. 将碾碎的王不留行籽与云南白药混合，敷在耳朵
   上的肝、眼和肾反射区。贴 2 天后取下，换另一个
   耳朵贴。

2. 掐按脚上的眼睛反射区，每天 3 分钟。

3. 分别点揉鱼腰、攒竹、丝竹空、承泣、瞳子髎、
   睛明这 6 个穴位，各顺 9 逆 6。

    长期以来，老花眼困扰着很多中老年人，有的人连报纸和手机短信都看
不清楚。还有很多年轻人因为老看电脑，眼睛也有些花，所以，老花眼已经
不是什么老年人的"专利"了。

    老花眼用什么方法调治最有效呢？您可以直接用王不留行籽来贴。把买
来的王不留行籽碾碎，和云南白药调在一起，贴在耳朵的肝、眼、肾、目 1、
目 2 这几个反射区。贴两天左耳，取下，再换右耳相同的反射区贴 2~3 天。
另外，用来贴耳朵的胶布我建议您到药房去买防过敏的橡皮膏，黏度比较大，
洗澡都不会掉。

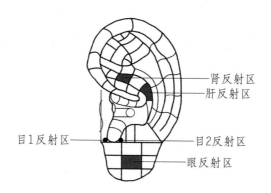

肾反射区
肝反射区

目1反射区————————————目2反射区

眼反射区

调好肝肾反射区，擦亮心灵的窗户。

在贴耳豆的同时，您还要每天泡脚 30 分钟，然后多掐足底二趾和三趾根部的眼睛反射区。凡是眼睛有毛病的人，摸这儿肯定很疼，您每天掐 3 分钟，慢慢地掐到不疼了，眼睛也就不花了。

眼睛反射区————————

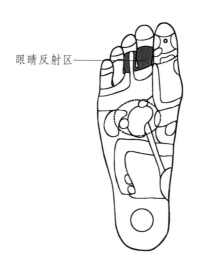

按揉眼睛反射区，通治眼部疾病。

　　除了上面的方法，您还可以用双手拇指分别点揉鱼腰、攒竹、丝竹空、承泣、瞳子髎、睛明等穴位，各顺 9 逆 6。然后用双手以劳宫扣在双目上，默数 100 下，再慢慢睁眼，持之以恒，定有成效。

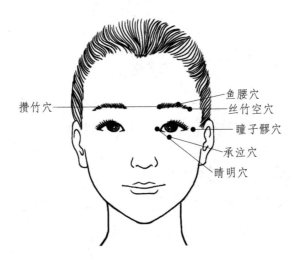

攒竹穴

鱼腰穴
丝竹空穴
瞳子髎穴
承泣穴
睛明穴

点揉以上穴位，眼睛清澈明亮。

　　像老花眼这类的毛病，很多人不拿它当回事儿。其实，您一旦出现这种情况就是身体在警告您该好好保养自己的肝和肾了，别简单地理解为仅是身体劳累或是岁数大了的原因。

糖尿病：身体自带降糖药

症状： 脚下的胃和胰反射区硬、高；小腿胫骨与腿肚子相对的地方，即胰反射区摸上去很疼。

方法： 1. 点按脑垂体、甲状腺、胰腺反射区，重点梳理脚上的消化系统反射区。

2. 在足底糖代谢反射区按上中下密排火罐。

3. 从腕横纹到中指横纹平均点 16 个点，腕横纹点为 1，指横纹点为 16。取 1、2、3、12、16 这 5 个点，每点艾灸 7 次，并用大拇指点揉，顺转 9 圈，逆转 6 圈。

4. 干柿子叶泡水，每天喝。

现在得糖尿病的人越来越多，几乎到了人人"谈糖色变"的地步。这种病常见于中老年人，尤其是中老年肥胖者。得糖尿病的人一般是吃得多、喝得多、尿得多，体重却反而往下降。在我看来，这个病基本属于享乐病。

糖尿病的自诊方法

在脚下甲状腺反射区下面第一横指处是胃反射区，第二横指处是胰反射区。如果您发现自己这两个地方很硬、很高，说明可能是糖代谢不平衡了。

但是，得了几年糖尿病的人，这两个地方摸起来反而是软的，没感觉了，这不是说他们的糖代谢平衡了，这种情况一般是长期打胰岛素引起的。

另外，在小腿的内侧有一根胫骨，胫骨是与腿肚子相对、上下 4 厘米的地方，这里一摸很疼，也是糖代谢失调的表现。

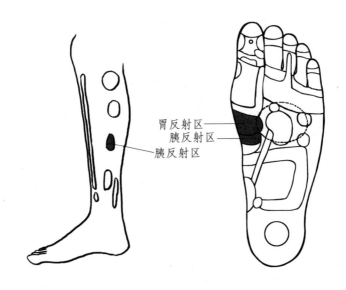

胃反射区
胰反射区
胰反射区

检查这三个反射区，就能自测糖尿病。

糖尿病在西医被称为三多一少症——多食、多饮、多尿，及体重减少，中医称之为消渴症或三消症。在腿部糖代谢反射区短短的一段距离，依所在位置不同，分别对应上消、中消、下消三种症状。上消属肺，烦热、渴，不停地喝水，食量减少，小便清利，大便正常；中消属胃，饮水多，小便短红，吃得多也常感觉饥饿；下消属肾，饮水多，小便混浊。

要想治疗糖尿病需要控制饮食，再加上适量的运动。除此之外，我再给您介绍 4 种小方法。

足下降糖法

我妹夫就有糖尿病，血糖最高的时候是 18.6mmol/L。我妹妹是医生，给丈夫吃了很多药都不管用，后来我用反射疗法给他调治了一个疗程，结果血糖降了，治疗效果很好。

我主要用四位一体基础法中的点按手法，重点梳理脚上的消化系统反射区。在消化系统反射区中最重要的是脑垂体，因为它是 9 大系统的总司令官。另外，要重点梳理整个内分泌系统，比如说甲状腺、胰腺等。

总之，把消化系统和内分泌系统都梳理一遍，每天坚持十几分钟就能起到很好的作用。

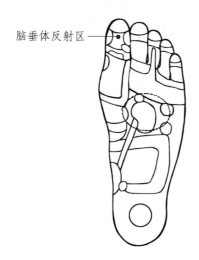

脑垂体反射区——

脑垂体反射区就是降血糖的大药田。

拔罐消糖法

有一位美籍华人，有一次回到国内，痛风症犯了，到我这里是她女儿用轮椅推着来的。我当即给她做了全足按摩，重点做了肾反射区及膀胱经，老人家当即就能下地走路了，最后自己推车走了。我在操作中，感觉她胰反射区异常软，我问她，您有糖尿病吗？她说有啊。我又问她得病几年了，得知已经患病六七年了，每天三餐前都要打胰岛素，胰脏对药品太依赖了。我当即用三个喝茶用的闻香杯，给她在足底糖代谢反射区按上中下密排了火罐。当时她感觉很舒服，回到美国后坚持自己拔罐，每天检测自己的血糖，竟然在逐渐撤掉了 3 针胰岛素之后，血糖指标也能一直保持相对平稳良好的状态。

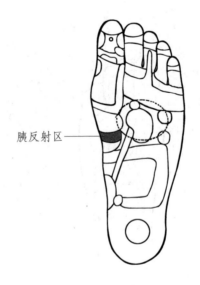

胰反射区————

在足底糖代谢反射区拔罐，可以有效控制血糖。

减糖点降糖法

几年前，天津有个股评员得了糖尿病，每天夜里都要再吃一顿饭，喝两次水。我告诉他一个方法，让他自己回家照着做。他按我说的坚持了两个月，夜里就不再起来吃饭和喝水了。

具体的方法是：从腕横纹到中指指根横纹虚拟一条直线，腕横纹点为1，指横纹点为16，平均点16个点。取1、2、3、12、16这5个点，用粗一点的香或者香烟，慢慢地靠近，当感觉灼热的时候再慢慢地拉开算一次，每点做7次，左手35次，右手35次。这个动作最好自己做，别人来做的话掌握不好热度的强弱。

这个方法也可以结合生克补泻法，在这5个点上每点顺时针按揉9圈，逆时针按揉6圈，5个点全部做完算一遍，一共做9遍，效果会更加显著。

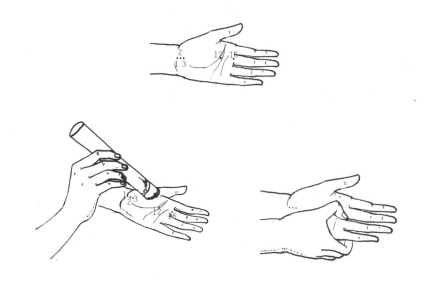

按揉或灸手上的减糖点，就能降血糖。

柿子叶化糖法

第4种小方法是用柿子叶泡水喝。柿子有健脾开胃的作用，用它的叶子来泡水喝，又止渴又润喉。糖尿病的症状就是"三多一少"，柿子叶的作用恰好对了它的症。

当然，最好是用干的柿子叶，像泡茶那样泡着喝。如果是新鲜的柿子叶，就得在锅里放点油炒一下。把柿子叶的涩味炒掉，代茶饮，也能较好地控制餐后血糖。有糖尿病的人可以坚持每天当茶一样喝，没有糖尿病的人就不要经常喝了，这种凉性的东西，喝多了不太好。一般我给别人治糖尿病时都会告诉他们这个小方法，好多人都说效果很不错。

所以，有糖尿病的朋友首先要不紧张、不害怕，其次不要拒绝这种自然疗法。坚持下去，即使血糖稍微高点了，用我的这4种方法也能尽快缓解。

中风患者：全方位呵护更有效

症状：经医院检查后确定是脑血栓或脑出血后愈合。

方法：1.用砭石棒或者砭石刮痧板找出足部阳性物，包括沙粒、肉疙瘩，进行重点梳理。最好涂上按摩油，或用凡士林和云南白药来调配。

2.若患者兼有高血压，在其足底大脚趾的根部用按摩棒由上到下做十字交叉按摩。

3.若有语言障碍，则按摩大脚趾前部的语言反射区，方向不限，但不要来回按。

4.脚的两侧分别对应人体上肢和下肢，在患侧对应的反射区进行刺激，可找到很多阳性物，每天坚持做20分钟的按摩。

5.按摩头部的语言区、感觉区和运动区，每次5~10分钟。

6.患者能够趴过来时，对其后背脊柱和两边肌肉进行按摩，多搓揉上下肢，多拍腿肚子，防止胳膊肌肉松弛或关节脱白。

注意：1.确定患者不是脑出血，再采用上面的方法。

2.要细心、有耐性，在患者反射区上做的时候不要力度过大，保证有足够的润滑剂。

调理前的准备工作

中风一般分脑溢血和血栓塞两种，在中风的初期先要准确地判断出患者属于哪种情况。如果是栓塞，及时用反射疗法非常有疗效。要是脑出血，就不要用反射疗法了，否则促进了血液循环，出血会更多。

只有经过仪器检测，证明出血的地方确实愈合了，您才可以采用反射疗法对患者进行调理。

有的人治病心切，在反射区按摩的时候力度过大，润滑剂又不够，造成该部位肿了、破了、发炎了，这都会影响效果和下一次调理的进度，所以您在给患者做的时候一定要有耐心，慢慢地做。

我做按摩一般都是用砭石棒或者砭石刮痧板，这样能够有效地祛除反射区内的阳性物，包括沙粒、肉疙瘩。您在家做的时候最好也选一种工具，另外要细心地涂上按摩油，或用凡士林和云南白药混合调制的按摩膏。

着重调理大脚趾

在足部反射区上，您要着重按揉双脚的大脚趾，因为大脚趾几乎把大脑和小脑反射区都包括进去了，另外四趾对应的是前额部分，也要按一按。从中医的角度来说，这样做可以使大五行顺化起来，从西医的角度来说，是加快了患者的血液循环。

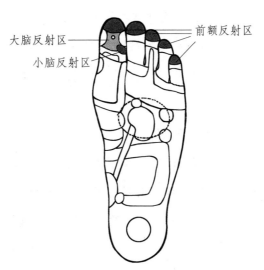

大脑反射区——
小脑反射区——
——前额反射区

着重按揉双脚的脚趾，可加快血液循环。

如果患者平时血压高，那就在大脚趾根部由上到下做"十"字交叉的按摩。您最好用按摩棒，这样比较容易控制力度。

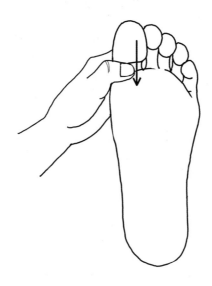

在大脚趾趾肚从上往下捋，能够降血压。

如果患者有语言障碍，那么您就在他大脚趾的前部离趾甲大约三四毫米的地方（语言反射区）进行按摩，按摩方向可以从大脚趾的右侧滑向左侧，也可以从左侧滑向右侧，但是一定不要来回做，按摩的面积不必拘泥，片儿大点也没关系。

还有一点需要注意，双脚外侧贴近赤白肉际的地方有一个带状区域，对应的是上肢和下肢。这是很有用的一个效应区，您能在患者患侧对应的反射区摸到很多阳性物，做按摩的时候有很强的痛感，您就慢慢地推按这个地方。

按照上面的几个方法，您每天坚持给患者做 20 分钟左右，他的状况就能有所缓解。

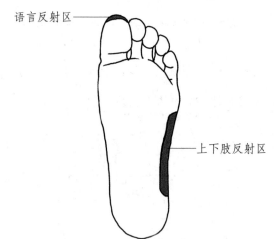

每天坚持做以上反射区，可有效缓解中风患者的症状。

调理头部反射区

除此以外，您还可以在患者患肢对侧的几个头部反射区进行调理。哪几个反射区呢？第一，从神庭到风府这一条线的上点（线中点处向神庭方向 5

厘米）；第二，从神庭到风府这一条线的下点（眉枕线和鬓角的发际前缘）。这两点之间也叫运动区。把运动区划分为 5 等份，上面 1/5 是下肢和躯干运动区，中间 2/5 处是上肢运动区，下面 2/5 是面部运动区。以上几个反射区分别可以调理对侧相应的肢体瘫痪或其他疾患。

从运动区的起始点向后移 1.5 厘米，有一条平行线，这条平行线叫作感觉区，感觉区上边 1/5 也是下肢和躯干感觉区，中间的 2/5 是上肢感觉区，下边的 2/5 是面部感觉区。按摩相应的感觉区，对身体的对侧肢体障碍和感觉障碍有一定的治疗意义。

另外，从耳尖直上 1.5 厘米再向后引 4 厘米长的一条水平线，叫语言三区，它主治感觉性失语，以顶骨结节后下方 2 厘米处为起点，向后平行有一处叫语言二区，它专门调理失语症。

以上几个区域，您都用推、按、刮等基础方法即可，每次 5~10 分钟。虽然看起来比较复杂，但熟能生巧，做上一段时间，您就会得心应手了。

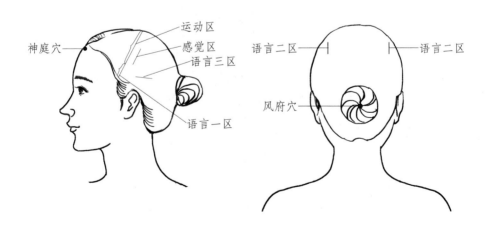

说话不利索，肢体有疾患，保健工作就要从"头"开始。

调理背部反射区

在患者能够趴过来的时候，您再对他的后背、脊柱、背部肌肉以及上下肢进行按摩，不要使他的肌肉丧失功能。

如果患者长期卧床，您一定要注意保护他的肩部。在他平躺的时候，用几条干毛巾垫在下面，把他的肩部托举起来，可防止胳膊肌肉松弛和肩周关节脱臼。

久卧在床的患者很可能得褥疮，要经常揉捏他腿肚子周围的反射区，上方对应的是背，下边对应的是腰和臀部。做的时候，要从上往下两手环抱着往下捏，全使上劲。这样，他下肢的血液循环就会好起来，腰、背、屁股等处的皮肤就不会出问题。

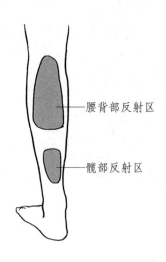

腰背部反射区

髋部反射区

经常揉捏腿肚子，可促进下肢血液循环。

拿我母亲来说吧，在她卧床不起的那段时间，不管她多反对，多不愿意翻身，我每天都要给她把身子侧过来，用手从上往下轻拍她的脊背。拍背的时候会形成一种振荡，这样血液就循环得更快。

我母亲后来瘦到只有 60 多斤，她小便时我可以像把小孩一样给她把尿。当时她一直卧床，但是即便如此，也没有得褥疮，更没有喘得非要上呼吸机，这都是反射疗法在起作用。

家里有卧床不起的亲人，对家里的每一个人来说都是不幸和痛苦的。我们如果能运用反射疗法为亲人送去关怀，再配合其他调理手段，岂不是比眼睁睁看着他遭罪好得多吗？何谓温暖？就是在亲人病困的时候伸出手来，义无反顾地帮助他减轻甚至消除病痛。

小肠疝气：避免尴尬的足部调理法

症状： 小肠往下坠，胀痛。

方法： 1. 全足按摩后在生殖反射区上找敏感点，反复按摩
15 分钟。

2. 按摩腹股沟反射区 30 分钟。

　　一般男同志年纪大了容易得小肠疝气，得这个病有先天因素，也有后天因素，后天因素一般都跟着凉有关。有些老人得了疝气，觉得非常难受又难以启齿。这个病是小肠那儿出了一块皮层，有气在皮层里包着，平时就感觉小肠往下坠，并伴有胀痛，躺下可能会舒服点。小肠疝气发作厉害的时候，每隔两三年就得去动手术，很痛苦。

　　有一年我去东北探亲，我哥得了这种病。小肠疝气在足部反射疗法中并没有固定的区域，但是我想小肠疝气靠近人体会阴部，属于生殖系统反射区。所以，全足按摩后，我就在生殖系统反射区，即睾丸及前列腺反射区各自找到了敏感点，然后，在敏感点上反复按摩。刚开始做的时候，老人感觉很痛，反应非常大，经过十几分钟疼痛就逐渐缓解了。后来，我又选择腹股沟反射区进行按摩。一共做了半个多小时。

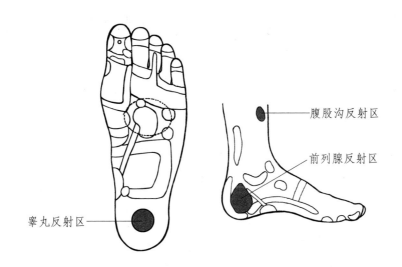

腹股沟反射区

前列腺反射区

睾丸反射区

在敏感点反复按摩，可有效改善小肠疝气。

第二天，老人告诉我，他觉得不那么坠得慌了。我又接连给他做了6次，老人疼痛的感觉以及坠胀的感觉都明显见好。临走前，我叮嘱家人要坚持为老人做足底按摩，尤其要重点按摩生殖系统反射区和敏感点。不久前传来好消息，哥哥的小肠疝气已有明显的好转。

夏不坐木，冬不坐石：不受寒就是最好的保健

给中老年人的忠告：

  1. 任何时候洗完澡都要擦干身上的每一个部位，特
别是脚心。

  2. 洗澡不要洗得太勤，特别是在冬天。

  3. 不要受寒，千万不要盲目冬泳。

  4. 夏不坐木，冬不坐石。

为什么现在很多人脚一凉，胃就会跟着不舒服呢？反过来，为什么胃不好的时候，脚也多汗、冰凉呢？实际上，这是肝肾阳虚的表现。脚凉，表示运行到此处的气血不畅，给胃供应的热量也不足。

洗完澡一定要擦干脚心

现在，冲凉、洗澡都很方便，但很多人洗完澡后擦到脚脖子就不往下擦了，或者胡乱一擦了事，觉得穿着湿拖鞋在客厅里走一圈，水就自己干了。可这样做湿气都顺着脚心上去了！久而久之，先是让您的关节不舒服，然后让您的脊椎不舒服，最后全身好多地方都莫名其妙地不舒服。所以有这种习惯的人，岁数大了以后一般都会有关节疼、腰腿疼这些小毛病。

说到腰腿疼，我们常可以在马路上看到上了年纪的老人走路左摇右晃，两条腿都快成"O"形了。这些人年轻时也是帅哥靓姐，夏天脚上一双塑料凉鞋，下雨时穿着，刮风时穿着，走到哪都只是用凉水冲一冲，冲完也不擦干就继续赶路。长年累月下来，关节就受伤害了。

在此，我还要奉劝各位老年人平时洗澡不要太勤，否则把身上的油脂全洗掉了，皮肤就变得干燥，更容易瘙痒。基本上，一个礼拜洗一次就可以了。

不要盲目冬泳

我身边有很多老人喜欢冬泳，但不少人最后都"游"出疝气来了。因为冬泳的人上岸后，一般都会赶紧拿干毛巾使劲擦身体，认为多擦擦就不冷了，还会觉得身体发热。殊不知，寒气早已深入身体里面了。

很多冬泳的老年人，由于不是从小锻炼，适应能力不是很强，后天的防御机制并没有完善，冬泳时就很难抵御寒气入侵。

任何运动都要量力而行，不能看了一些宣传就开始蛮干。老年人尤其要注意保暖，对于老年人来说，不受寒就是最好的保健。

夏不坐木，冬不坐石

人的本性和习惯有时候挺害人的，比如，老年人锻炼的时候累了，就爱找个地方坐坐。在这里，我要奉劝您两句话，这不是我说的，是咱们老祖宗说的——叫"夏不坐木，冬不坐石"。

公交车站边的硬座板和公园里的长椅子，受过一晚上的阴气后都非常凉。

您坐上去后，湿气会沿着您的任督二脉往上走，特别伤害气血。

出去遛弯的时候也要注意，不要轻易坐马路牙子，因为那里湿气也很大。

我建议老年人出门时尽量带一个小垫子，泡沫垫、棉垫之类的都可以，走累了，不管坐在哪儿都先用垫子垫上。您不要累了就逮哪儿坐哪儿，好像是休息了，其实是害了自己还不知道。

补钙：您是否也陷入了误区？

补钙大法：

    1. 钙片要和鱼肝油一起吃。

    2. 晒太阳时多晒一晒后背。

    3. 每天按揉自己脚部的甲状腺反射区。

    4. 睡好子午觉。

吃钙片的时候，一定要吃鱼肝油

现在，补钙的广告铺天盖地，好像全中国的老百姓都缺钙，搞得人心惶惶的。我认为，人们对于补钙有很多误区，比如，现在说某某钙好，就说它不受消化道的分解，能一路到达小肠，直接供人体吸收。但您想想看，如果身上没有足够的维生素 A 和维生素 D，钙离子就很难被吸收，您吃再多能管事吗？

所以，您得让钙能被身体吸收才行。如何让身体能够更快地吸收钙呢？最好的办法就是每天按揉您脚外侧的甲状腺反射区。

您常按摩这个地方，身体就有力量了，甭管是什么骨钙、血钙，都可以拿来为我所用了。这个时候再去大量补钙才有效果。

另外请注意，您在吃钙片的时候，一定要配合鱼肝油吃。

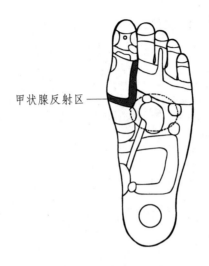

甲状腺反射区

按摩甲状腺反射区，帮助身体吸收足够的钙。

太阳出来了，晒后背就能补钙

很多人都知道晒太阳能补钙，但我发现很多人不会晒太阳。在小区里，常看见一帮老头老太太坐在北墙根儿，面朝太阳乐呵呵地晒太阳，以为这样就能补钙。其实，人体的背面属阳，当身体缺少阳气时，晒后背才能更好地补足阳气，进而促进维生素 D 的形成和钙的吸收。

子时睡觉，补钙也快

在保健身体的过程中，您一定要注意不要违背我们老祖宗说的"子午流注"，一定要在子时前睡觉，午时也要小憩一会儿，这是补钙的最好方法。

现在，由于生活节奏加快，包括我本人都很少能在 10 点之前睡觉。但不管怎样，我建议老年人一定要争取在晚上 11 点（子时）的时候睡着，这也是一个还阳。

当然，将上面几个方法配合起来使用，效果会更好。

但南方很多城市一年四季都见不着什么阳光。比如，前不久南方某城市一家媒体邀我去做健康讲座，我在那儿待了 10 天，只在头一天见过太阳。当时主办方还说："老师，太感谢您了！您看，您来了，太阳也来了。"结果第二天，我就领会了什么叫阴沉沉、雾茫茫，而且直到我离开，也没有再见过太阳的面。

像这样待在日照比较少的环境中的人，除了每天要按揉自己脚部的甲状腺反射区外，还要坚持睡子午觉，这样才能弥补身体阳气的不足。

睡觉：讲究原来那么多

睡觉的讲究：

　　1. 朝南朝北睡都可以，但千万不要朝东或朝西睡。

　　2. 睡觉前平躺在床上，把手背贴在腰眼处半小时，
先把肾补了再睡。

　　3. 卧室里千万别放刺激味比较重的植物或石头、假
山等阴气较重的东西。

　　说到这个话题，有些人会说，谁不会睡觉啊？这还需要学习吗？真是小
题大做。但是，我身边很多人真的不会睡觉。

朝南睡还是朝北睡

　　关于睡觉时的朝向问题，社会上的说法常常莫衷一是，有专家说头朝南
睡好，大家就头朝南。又一个专家说头朝北睡好，大家便又头朝北。到后来，
大家都弄糊涂了，不知头到底朝哪边好了，干脆向北睡两小时，向南睡两
小时。

　　要我说，朝南朝北睡都可以，但千万不要朝东朝西。因为朝东西方向睡
觉时，磁力线会从你的身体上横穿过去，对心脏、大脑都有一定的影响。但

当您头朝南或朝北的时候，就可以顺化磁力线。

我一个朋友的女儿，四岁了，每天晚上睡觉都不枕枕头，不按床头和床脚的方向睡。睡着以后她不自觉地就要横过来。我告诉这个朋友，去买个指南针测一下。他后来一测，女儿睡的床是东西朝向的。

孩子的本能比成年人强，成年人睡在床上后一般都懒得动弹，本能都迟钝了，而孩子不这样。我这朋友的女儿身上就有一种自我保护的敏锐本能，她横着睡就是一种顺应自然的选择。

我现在住的屋子，无论头朝窗户，还是头朝门，都是南北向，不管磁力线从头部进来、从脚上出去，还是从脚部进去、从头部出来，都符合磁力线穿过的方向，自然睡得安稳。

有一点您一定要注意，家里不要用太多含磁的东西，磁污染对身体的伤害是很严重的。

睡觉前如何补肾

看电视、报纸上的保健广告里，都嚷嚷着男人要补肾，补肾其实很简单。您睡觉时，先平躺着，两个手心朝下，手背贴在腰眼上，坚持半小时左右，这动作直接吸地气，补肾效果特别好。

卧室里不能放什么东西

除了睡觉要调整方向以外，我建议卧室里可以放一两盆仙人掌、吊兰这类的植物，像夜来香等刺激味比较重的植物就别放了，这会让您的心脏过分兴奋。还有，一些老年人爱收藏石头，卧室里石头很多，结果阴气比较重，对健康十分不利！

卧室越大越好吗

随着城市建设的日新月异，好多人家里的房子越住越大，这不见得是个好事儿，尤其是对老年人来说。因为老年人本身就阳气不足，屋子太大会加重阳气的耗损。

还有，您卧室的窗子，最好是家里所有的窗子都不要对着别人的房角，否则您每天推开窗老看到别人家的房角，心里肯定会有莫名的不舒服，时间久了，身体就会有毛病。

说白了，为了保护老年人的健康，一定要少把会让他们感觉不舒服或能引起不良联想的东西摆在他们眼前。

老年人要学会享受孤独、拥抱自由

很多人问我，您觉不觉得孤独？我说，我不觉得，这种事关键看您强化哪一点。有的人强化了孤独与疾病，老想着："我这么大岁数了，身体也不好，跟前连个人都没有。"您越是这样强化，就越容易得病。而我是强化了自由，人就过得舒坦，也不爱生病。

现在很多所谓的疾病都属于"疑惑型"的，就是病还不确定时就自己把自己打倒了。尤其是一些中老年人，为了引起家人对他的注意，喜欢强化"自己有病"的念头："你看，我（得）糖尿病了，少让我干点活吧！""别让我着急了，我更年期了！"这种人总是把自己搁在一个病态的位置，不断地夸大这个病那个病的，结果身体越来越差。

其实，这些中老年人就是想通过自己的疾病唤起人们的注意，让他们多向着自己一点，多照顾自己一些。但是这种思想最终会害人害己，您还不知道有病没病呢，就先投降了。

我就从不认输，也从不认为自己有病，更不觉得孤独。比如说，我在天津就一个人住两间房，孩子们也不跟我住一块儿，各自为家。为什么呢？

一来是为了锻炼他们，子女们过分依赖父母的话，对他们的成长很不利。

二来，我也想有个安静的地方。我这人爱好特别多，晚上没准儿听会儿戏，也没准儿写个字、画个画什么的。要是子女们跟我住一块儿，我就会不方便，有时候甚至是有个人站在那儿，我都会觉得不方便。

很多人问我，您觉不觉得孤独？我说，我不觉得，这种事关键看您强化哪一点。有的人强化了孤独与疾病，老想着："我这么大岁数，70多岁了，身体也不好，跟前连个人都没有……"您越是这样强化，就越容易得病。像我这样，强化的就不是病了，而是自由。强化了自由，人就过得舒坦，也不爱生病。所以说，一个好的心态是战胜万病的强有力的武器。

对于这种孤独，有的人会想到苏轼的"高处不胜寒"，而我情愿享受这种孤独。实际上，这种孤独是一种升华。当您身处繁华市井，置身吵吵嚷嚷之间时，往往就失去了自己的想法。

所以我也劝那些思虑太多的朋友，得放手时且放手。子女总会长大，也有他们自己的家庭和事业要忙，至于孙辈，自有他们的爸妈去照顾。要是他们的爸妈都不关心，您着什么急？

对于您来说，关键是把身体养好了，多活几年。否则，您天天伺候着他们，他们反而没了感恩之心，孩子摔了一下或者学习不好都说是您惯坏的。相反，一个人住，儿孙们有空了聚一聚，反而显得更加亲切。"儿孙自有儿孙福，莫为儿孙做马牛"，此言不虚啊！

附录 人体反射区综合疗法一览表

症 状	反射区综合疗法	索 引
烧心	用磁珠或用王不留行籽贴耳朵食道、胃、贲门反射区，贴上 2~3 天。	P54
泛酸	在上脘、中脘、下脘、建里穴所在的胃区找痛点，右手在下，左手在上，用右手小鱼际在痛点按揉，顺 36 圈，逆 24 圈。	P55
消化不良，大便溏泄	刺激脚上的小肠和心脏反射区，每天坚持 15~20 分钟。	P56
食欲不振，精神压力大，心神不宁，睡不好觉	1.五指并拢，从上到下推按整个后背，每次推 10 分钟。 2.按揉脚上的胃、胰、十二指肠、小肠、大肠、肝反射区，每天 15~20 分钟。 3.在背部的肺俞、胃俞、肝俞和大肠俞拔罐，每次 10~15 分钟。	P59
胃疼、胃溃疡、十二指肠溃疡，经常性的恶心、干呕、闹肚子	1.两三勺醪糟，用小锅煮开，放进一个打散的鸡蛋，每天喝一碗。 2.艾灸中脘穴 30 分钟，或者每天用暖水袋焐中脘穴 30~40 分钟。 3.经常肠胃不适者要长期调理，隔 10 天灸一次中脘穴，连续做 5~6 次。 4.顽固性肠胃疾病则可隔姜灸中脘穴。 5.按摩足部的消化系统反射区，每天按摩 2 分钟。 6.在耳朵的胃、食道、贲门、幽门和十二指肠反射区上找痛点，贴耳豆 2~3 天，或每天点按 10 分钟。	P63
胃下垂	1.在脚下胃反射区，用大拇指往上推，推 36 下。 2.用四位一体基础法培补肾、脾和血海穴。 3.在肝俞穴和脾俞穴拔罐。 注意：吃完饭后躺半个小时再活动。	P69
偶发性打嗝	一口气喝 13 口水，连续地、小口喝。	P72

症　状	反射区综合疗法	索　引
经常打嗝	1. 在脚背的横膈膜反射区，横着推 100 下。 2. 从上往下、然后再从下往上，连续推背 15 分钟。	P72
顽固性便秘	1. 每天晚上泡完脚后，依次刮按右脚上的升结肠、横结肠反射区，左脚上的横结肠、降结肠、乙状结肠、直肠、肛门反射区，然后蜷起四指，从上往下刮小肠反射区。 2. 在肚子上垫一层布，中指搁在神阙穴处，一上一下地点按。	P75
痔疮	1. 在脚上的肛门反射区找最疼的点按揉，顺 36 圈，逆 24 圈，每天 2~3 次。 2. 在后背的长强穴到命门穴之间，使劲来回横搓 100 下，每天一次。 3. 每天用 3~4 片无花果的叶子煮水，热熏肛门。	P78
腹泻，一天拉肚子 3 次以上	在脚后跟找到疼点，用小棍敲 18 下。	P81
胆结石	1. 重点梳理脚上的脑垂体、脾、上下身淋巴和右脚肝、胆反射区，每天 20 分钟。 2. 在足部的胆反射区贴敷云南白药。 3. 吃云南白药的保险子，每天 1 个，连吃 20 天。 4. 在耳朵上的胆反射区贴王不留行籽。 5. 喝金钱草泡的水。	P83
肾结石	1. 喝还阳水。 2. 点按或推揉脚下的肾、输尿管和膀胱反射区 20 分钟。 3. 用金钱草泡茶，每天喝。	P86
心烦，胸闷，气短，腹胀，没胃口	1. 双手搓热，左手心搁在后背的至阳穴上，保持不动，右手心放在胸口的膻中穴，先顺时针轻揉 100 下，再逆时针轻揉 100 下。 2. 身体平躺，手掌按在膻中穴，有节律地顺转 100 下，逆转 100 下。 3. 横起大拇指平稳往上推脚心心脏反射区 10 分钟。 4. 每天拍手 200 次，根据身体舒适程度增加次数和力度。	P90

症 状	反射区综合疗法	索 引
心绞痛，心悸	1. 在膻中穴周围两指宽的地方，上下左右分 4 点，每点分别按揉，顺 9 圈，逆 6 圈。然后在膻中穴按揉，顺 36 圈，逆 24 圈。 2. 把大拇指倒立过来，用指尖重力掐揉大鱼际 9 下。 注意：心衰比较严重的患者，不要使用膻中穴按摩法。	P94
血压低	1. 点按肾上腺反射区 8~10 下，可快速升压。 2. 大拇指和中指捏住另一只手中指两侧面，从指根轻抚到指尖，手心朝上，双手各做 81 下。男同志先做左手，女同志先做右手。	P100
高血压	1. 拇指放在双脚大脚趾根部，与趾根关节线做十字交叉，每天掐揉 36~100 下。 2. 大拇指和中指捏住另一只手中指侧面，手心朝下，从指尖轻抚到指根，双手各做 81 下。男同志先做左手，女同志先做右手。 3. 手上搓点油，从两眉之间到鼻子尖处点按，边点按边往下捋。 4. 取七颗花生米泡醋，一天泡一颗，第七天吃第一天泡的，依此类推，一天一颗。	P103
高血脂，全手发红，有白色的脂肪球。大鱼际饱满突出，比小鱼际高出一块	1. 大黄粉装胶囊，每个胶囊 0.5 毫克，每天 3 次，每次吃 1 个。 2. 喝洋葱保健酒。 3. 每天清晨喝一杯还阳水。	P107
急性咽炎症状，慢性咽炎症状	1. 泡脚半小时后，在脚上的咽喉、气管、支气管和肺反射区推按 10 分钟。 2. 在耳朵上鼻、咽喉反射区的痛点处贴王不留行籽，每天点按 30 下。 3. 蜂蜜泡乌梅肉，每天含一粒。 4. 将浓藕粉汁与云南白药混合，徐徐咽下，慢慢扭转脖子，尽量让咽喉各个部位全都沾上，重复同样的动作 2~3 次。半小时内不要喝水。	P109

症　状	反射区综合疗法	索　引
哮喘	1. 推按脚部的胸部淋巴、食管、支气管、肺、肾、脾、胃反射区，每天 10 分钟。 2. 在耳朵的肝、大肠、肺反射区贴王不留行籽，每天点按 60~100 下。 3. 每天按揉解溪穴，顺 36 圈，逆 24 圈。	P114
嗓子刺痒，随时随地想吐痰，或有时干咳没痰	1. 用大拇指指背由上往下用力刮脚中趾处的支气管反射区，点按肺、气管和胸部淋巴反射区各 81 下。 2. 在耳朵上的支气管和肺反射区处找到最疼的点进行点按，或者贴王不留行籽。 3. 每天做 2~3 次扩胸运动，展肩 30 下，至少每天做 1 次 2 分钟的腹式呼吸。	P120
阴道炎、盆腔炎、宫颈糜烂	每天按揉足部的子宫、阴道反射区；云南白药加醋敷阴道反射区，连贴 12 小时；自上而下推按腹部的天突到耻骨这条线；按揉耳朵的三角窝。	P128
白带异常	按摩子宫、卵巢和输卵管反射区。	P130
外阴白斑	梳理足部的脑垂体、肾上腺、脾、肝、肺、肾、尿道反射区。	P132
受孕困难，雌激素少，脚后跟干裂、有深纹	用砭石棒梳理甲状腺、胰脏等内分泌系统和子宫、卵巢等生殖系统的反射区，重点调脚后跟的生殖区域。	P133
月经不调	1. 把 50 克益母草装在一个小布袋里，加水煮开，泡脚 20 分钟。 2. 例假完了开始吃女金丹或者乌鸡白凤丸，吃到下次来例假之前算一个周期，连续吃三个周期。	P135
月经总是推迟或提前，闭经	在脚上生殖系统反射区的痛点按揉，症状较轻的人顺 36 逆 24，症状较重的顺 90 逆 60。	P137
月经量过少	例假第二天早上空腹喝用三两红糖沏的浓糖水。	P138
例假期肚子胀，乳房胀痛	每天用手掌刮脚面的胸部反射区 15 分钟，揉脚上的小肠反射区 10 分钟。	P139
痛经	在中趾到脚面最高处寻找疼痛点，用拇指按住不放，让患者深呼吸 10 口气。	P140

240

症　状	反射区综合疗法	索　引
尿频、尿急、尿痛、尿道热、灼痛	1. 两手大拇指在尿道反射区顺着向前推 20 分钟，在推的过程中不停地喝水。 2. 在脚上的肾上腺、肾、输尿管、膀胱、尿道这几个反射区各自重点按揉或推刮 10 次。 3. 在盆里倒入热水，坐在上面熏尿道 20 分钟。 4. 喝玉米（皮、须子和玉米芯都保留）煮出来的水。	P142
前列腺增生引起的尿等待、尿淋漓、尿频甚至尿潴留	将云南白药和凡士林混合制成按摩膏，搓擦脚底的肾、输尿管、膀胱、肾上腺、尿道、生殖腺、前列腺、睾丸等反射区。	P146
阳痿，前列腺肿大	每天按揉外踝骨后边的生殖腺反射区 5 分钟。	P149
肥胖	1. 吃饭前点承浆穴和耳朵上的饥点各 36 下。 2. 梳理甲状腺反射区，按揉公孙穴和大敦穴。 3. 点按耳朵上的三焦、脾、胃、肝反射区。 4. 在肺俞、肝俞、脾俞、大横、天枢、中脘、关元处同时拔罐，每天 20 分钟。	P154
游泳圈、将军肚、大象腿、蝴蝶袖	1. 双手揢在下腹，顺转 100 下，逆转 100 下；在上腹部左右搓擦 100 下；腹部画 5 条竖线，挨着捏过去，每天每条线捏 5 遍。 2. 两腿并拢平躺在床上，把脚抬起 10 厘米，坚持到不能坚持再放下腿，每天反复 10 次。 3. 每天抖抖胳膊，连抖带甩，上午、下午各 10 分钟。 4. 每天喝桂圆和荷叶熬的水。每天嚼 30～60 个枸杞。	P160
甲状腺肌瘤	1. 每天全足按摩，重点按揉甲状腺、肾上腺、脾、颈部淋巴、上下身淋巴反射区，每次 40 分钟。 2. 将云南白药加醋调成粥状，贴敷在颈部及脚下甲状腺反射区，贴 12 小时揭下，过 12 小时再贴。	P165
乳腺增生，在脚面的乳房反射区有疙瘩	1. 用手掌外侧刮脚背的胸部反射区，从下往上，每天刮 10 分钟。 2. 云南白药用醋调成膏状，或者仙人掌去刺、去皮、剁烂，掺上云南白药，敷在乳房上。	P169
小儿发烧、感冒、咳嗽、便秘、拉肚子	1. 推背，先从大椎穴推到长强穴，再从长强穴推到命门穴，推 5~6 分钟。 2. 按揉脚上的肾上腺、脾、胸部淋巴、肺、支气管、气管、上下身淋巴反射区。	P175

症 状	反射区综合疗法	索 引
小儿经常发烧，胃口不佳，大便干结，甚至伴有肺炎	1. 用大拇指沿指根到指尖方向搓孩子的拇指和食指桡侧，清肺经和大肠经，每面各搓 36 下。 2. 3 克吴茱萸加醋调和，敷在孩子两脚心的肺反射区。 3. 苍术、麻黄各 50 克煮水，再用此水煮蛋，鸡蛋煮好，待到温热，滚熨足部的肺反射区和背上的肺俞，每次 10 分钟。	P179
小儿呕吐	1. 按揉脚上的脾和胃反射区，每天 1 分钟。 2. 用拇指推按大拇指桡侧的脾反射区 300 下。 3. 从长强穴快速推至命门穴，每天 300 下。 4. 30 克明矾加适量面粉，用醋调和，敷于涌泉穴。 5. 受寒或着凉引起的呕吐，用适量吴茱萸加醋调和，敷于双脚涌泉穴。	P183
小儿便秘，小肚子鼓鼓的	1. 用拇指蘸着水，在左手食指的桡侧面从指根向指尖搓 300 下。 2. 把食指、中指并起来，从命门穴到长强穴的这一段，横向推 300 下。然后把手搓热在肚子上熨 10 分钟。	P187
小儿腹泻不止	1. 大拇指蘸上水，在左手食指桡侧从指尖推向指根，推 300 下。 2. 从左手大鱼际中心的板门向腕横纹中部推 300 下。 3. 食指和中指并拢，在背部的长强穴至命门穴推 300 下。 4. 在孩子双脚的脚后跟中间，赤白肉际处找到痛点，用手指各弹 18 下，然后用搓热的手心给孩子敷肛门。	P190
小儿多动	揉孩子脚上的脾、胃反射区，每天 3 分钟。	P193
小儿流口水，磨牙	在孩子脚上的脾区顺着按揉 36 下，再推按小腿的脾脏反射区，每天 18 或 36 下。	P194
小儿夜啼	10 克吴茱萸加蛋清调和敷脚心，晚上敷，早上取下。	P196
小儿荨麻疹，风疹，湿疹	1. 按摩脚上的大脑、脑垂体、肺、脾、肝反射区，每次 5 分钟。 2. 蛇床子、白矾、苦参、花椒、防风、百部各 10 克，装进布包里，泡 10~20 分钟后煮开。放到温热后，用布蘸着药水擦洗患处。	P198
小儿眼屎多	刮脚上的眼睛、肝反射区，每次各 36 下，每天 2~3 次。	P200

症　状	反射区综合疗法	索　引
小儿遗尿	1. 梳理足部的肾、膀胱、尿道、输尿管、脾脏和大脑反射区，每次 15~20 分钟，每天 1~2 次。 2. 每天推下七节 300 下，点按脑垂体反射区 3 分钟。	P202
小儿睾丸发炎，生殖器发育不良	敲脚后跟，每天敲 100 下。	P205
眼花	1. 掐按脚上的眼睛反射区，耳朵上的眼睛、目 1、目 2 反射区，各 3 分钟。 2. 将碾碎的王不留行籽与云南白药混合，敷在耳朵上的肝、眼和肾反射区。贴 2 天后取下，换另一个耳朵贴。 3. 点揉鱼腰、攒竹、丝竹空、承泣、瞳子髎、睛明穴，各顺 9 逆 6。	P208
糖尿病，脚下的胃和胰反射区硬、高；小腿胫骨与腿肚子相对的胰反射区摸上去很疼	1. 点按脑垂体、甲状腺、胰腺反射区，重点梳理脚上消化系统的反射区。 2. 从腕横纹到中指横纹，平均点 16 个点，腕横纹点为 1，指横纹点为 16。取 1、2、3、12、16 这 5 个点，每点艾灸 7 次，并用大拇指点揉，顺转 9 圈，逆转 6 圈。 3. 干柿子叶泡水，每天喝。	P211
中风后遗症，经医院检查后确定是血栓塞或脑出血后愈合	1. 用砭石推刮脚上的阳性物，做前最好涂上按摩油或用凡士林和云南白药调配成的按摩膏。 2. 若患者兼有高血压，在其足底大脚趾的根部用按摩棒由上到下做十字交叉按摩。 3. 若有语言障碍，则顺着一个方向按摩大脚趾前部的语言反射区。 4. 每天坚持按摩患侧对应的上下肢反射区 20 分钟。 5. 按摩头部的语言、感觉区和运动区，每次 5~10 分钟。 6. 患者能够趴过来时，对其后背脊柱和两边肌肉进行按摩，多搓揉上下肢，多拍腿肚子。 注意：1. 确定患者不是脑出血，再采用上面的方法。 2. 在患者反射区上做的时候力度不要过大，保证有足够的润滑剂。	P217
小肠疝气，小肠往下坠，胀痛	1. 全足按摩后在生殖反射区上找敏感点，反复按摩 15 分钟。 2. 按摩腹股沟反射区 30 分钟。	P224